すぐに使える！
アセスメントが変わる！

ナースのための
ポケットエコー
実践ガイド

田中 宏治 著

医歯薬出版株式会社

本書に付属する動画について

本書の関連動画を以下の方法にてインターネット上で視聴することができます.

◆パソコンで視聴する方法

以下の URL にアクセスし，該当項目をクリックすることで動画を視聴することができます.
https://www.ishiyaku.co.jp/ebooks/237420/

［動作環境］

Windows 8.1 以上の Microsoft Edge，Google Chrome 最新版
MacOS 10.12 以上の Safari 最新版

◆スマートフォン・タブレットで視聴する方法

上記の URL を入力するか，以下の QR コードを読み込んでサイトにアクセスし，該当項目をクリックすることで動画を視聴することができます.

［動作環境］

Android 6.0 以上の Google Chrome 最新版
iOS 11 以上の Safari 最新版
※フィーチャーフォン（ガラケー）には対応しておりません.

また，本文中に掲載されている QR コードを読み込むと，該当の動画を直接再生することができます.

◆注意事項

・お客様がご負担になる通信料金について十分にご理解のうえご利用をお願いします.
・本コンテンツを無断で複製・公に上映・公衆送信（送信可能化を含む）・翻訳・翻案することは法律により禁止されています.

◆お問い合わせ先

以下のページからお問い合わせをお願いします.
https://www.ishiyaku.co.jp/ebooks/inquiry/

This book was originally published in Japanese
under the title of :

SUGUNI TSUKAERU! ASSESSMENT-GA KAWARU!
NURSE-NO TAMENO POCKET-ECHO JISSEN GUIDE
(Practical Guide to Handheld-ultrasound for Nursing)

TANAKA Koji, M.T.,Ph.D.
Executive Manager
Social Medical Corporation of St.Francis
HIMEJI Medical Simulation Center HIMEmaria®

ISHIYAKU PUBLISHERS, INC.
7-10, Honkomagome 1 chome, Bunkyo-ku, Tokyo
113-8612, Japan

はじめに

「超音波検査」や「エコー検査」(以下，エコーとします)と聞くと，医師が行うもの，超音波検査室で臨床検査技師が行うものと思っていませんか？　法的には当然，**看護師・助産師・保健師**(以下，看護職とします)**は医師の指示のもと，エコーを実施できます**．とはいえ，これまでのエコー検査装置は大型～中型の高価な機器が主流であり，看護現場で使いたい時に手軽に使えるツールとはいえず，多くの看護職の皆さんにとって身近なものではなかったと思います．

しかし時代は変わりました！　エコーは近年，劇的に軽量化・小型化が進み，スマートフォンやタブレット型端末を使う感覚で操作できる，てのひらサイズのエコー(以下，ポケットエコーとします)が続々と発売されています．**ポケットエコーであれば，看護職の皆さんの臨床の心強い味方になる**と確信し，活用のための手引きをお届けしたいとの思いから本書を執筆しました．

私は臨床現場で30年間エコーに携わり，また，現在所属しているメディカルシミュレーションセンターにて，3年間で延べ400人をこえる全国の看護職の方々にアセスメントツールとしてのエコー技術を教えてきました．本書はその集大成といえます．

講習会等では，「局所解剖が苦手だからできない」「超音波の原理を理解するのが難しそう」「エコー画像に何が写っているかわからない」といった声が看護職の方々からよく聞かれます．そこで本書では，そのような疑問に簡潔に応えつつも理論より実践を重視し，実施方法やエコー画像の見方については徹底的に図解し，できるかぎり専門用語を使わず解説するように心がけました．

2015年に創設された特定行為研修制度によって看護師がエコーを活用する頻度は高まっています．さらに2020年4月の診療報酬改定により，訪問診療時のエコー検査が正式に保険収載され，在宅医療・看護の分野ではエコーの導入がより加速するでしょう．もちろん，医療機関においても急性期・慢性期にかかわらず看護職がエコーを活用する機会は増えていくと予想されます．

「さあ，看護師によるポケットエコーを使ったアセスメントの幕開けです！」

本書がエコーに興味をもちはじめた看護職の皆さんのはじめの一歩となり，また，すでにエコーを活用している方々の臨床の一助になれば幸いです．

執筆にあたり貴重な症例をご提供いただきました，府中恵仁会病院の近藤昌知先生，国家公務員共済組合連合会三宿病院の鶴岡尚志先生に，この場を借りて厚謝申し上げます．また，写真撮影など種々のバックアップをしてくれた姫路メディカルシミュレーションセンターひめマリア®の松村 直チーフトレーナー，および，公私ともに常にお力添えをいただいた杏林大学医学部消化器・一般外科学の植木ひさよ先生に深謝いたします．

COVID-19と命がけで向き合う全医療人へのエールに代えて
2020年5月

田中宏治

Contents

装丁・本文デザイン：クニメディア株式会社／イラスト：熊本奈津子

PART 1

これだけは知っておこう エコーの基礎知識

1　エコーの仕組みを教えて！

エコーは意外と簡単 !?

「エコー」(超音波検査)について，皆さんはどのようなイメージをもっていますか？

たとえば，①痛くない検査，②放射線や強力な磁気を使用しないので安全な検査，③CTやMRIに比べると手軽に病室や外来で施行できる「動かせる機械」，④医師や臨床検査技師がするもの，⑤白黒の画像で見てもよくわからない……などでしょうか．

たしかに①～③は正解です．エコーは**無痛・安全・手軽**の三拍子が揃った，とても優れた画像診断・評価方法です．しかし，残念ながら④と⑤は不正解です．今後，エコーは看護の現場でもどんどん活用されていくものであり，また，簡単なエコーの原理さえ知れば，画像を読むことも容易です．

PART 1では，看護職(看護師，保健師，助産師)がそれぞれの現場で，医師の指示のもとでエコーを評価ツールとしてどんどん活用できるように，また，画像の見方がわかるように，エコーの基礎知識をできるだけ簡潔に述べていきます．PART 1を読んでいただければ，「な～んだ，エコーって意外と簡単かも！」と感じると思います．

エコーの基本原理　これだけ知っていれば「合格」です

本書では，超音波を「**エコー**」(echo)と表記しています．超音波は，「エコー」「US (ultrasonography，ultrasound)」などさまざまな名称でよばれていますが，意味は同じです．エコーの性質や特性を論じる学問を「音響物理学」といいますが，基本的な原理はそれほど難しいものではありません．

まず**図1-1-1**を見てください．エコー検査では，エコーを発信する「**プローブ**」(**探触子**)とよばれる装置を被検者の体にあてて検査を行います．**このプローブから，仮に100のパワーのエコーが硬い石に向かって放出されたと想像してください**(**図1-1-1a**)．この時，石にあたったエコーは硬い石を通り抜けることができず，**100のパワーのほぼすべてが反射してプローブに戻ってきます**(**図1-1-1b**)．

次に**図1-1-2**を見てみましょう．**図1-1-1**と同じように，プローブから100のパワーでエコーを放出していますが，エコーをあてる対象物が，石ではなく**水の塊**(こんにゃく，寒天のよ

Memo　「エコー」とは，何かに反射して戻ってきた音のことを示す用語です．音響物理学では「反響」という意味で使用されています．

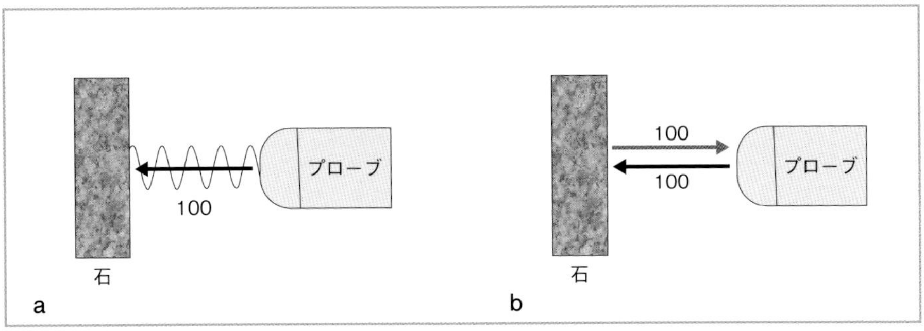

図1-1-1　**プローブから100のパワーのエコーが「石」に向けて放出された場合**
石にあたったエコーは硬い石を通り抜けることができず，パワーのほぼすべてが反射して戻ってくる．

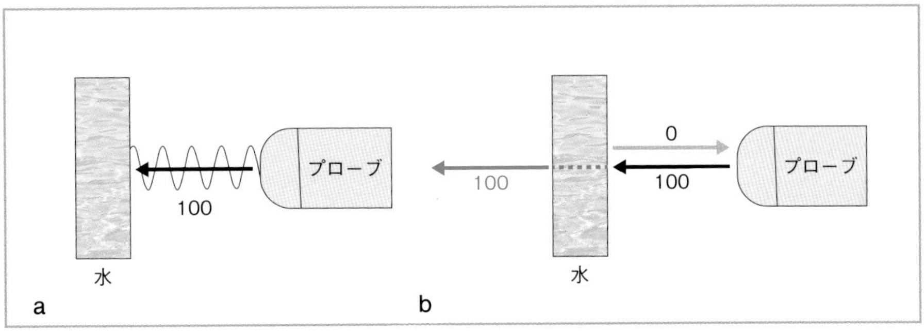

図1-1-2　**プローブから100のパワーのエコーが「水の塊」に向けて放出された場合**
水の塊にあたったエコーは水の中をすり抜けて戻ってこない．

うなものをイメージしましょう）に変わりました（図1-1-2a）．水はもっともエコーを通しやすい物質の一つです．**水の塊にあたったエコーは，その中をすり抜けて，100のパワーのほぼ全部が水の塊の向こうへ行ったきりとなり，プローブには戻ってきません．**すなわち，プローブに戻るエコーのパワーは限りなく「**0**」なのです（図1-1-2b）．

エコーのもっとも基本的な原理である，この図1-1-1と図1-1-2を理解できれば「合格」です！　つまり，エコー検査は**戻ってきたエコーのパワー**を画像にするものであり，実はとても単純な原理なのです．

戻ってきたエコーの「パワーの大きさ」で白黒が決まる！

「エコー検査は**戻ってきたエコーのパワー**を画像にするもの」と言いました．では，この「戻ってきたエコーのパワー」は画像でどのように表されるのでしょうか．ここで大切なことは，次の2つです．

- 戻ってきたエコーのパワーが**大きければ大きいほど**，エコー画像では「**白**」で描出される
- 戻ってきたエコーのパワーが**小さければ小さいほど**，エコー画像では「**黒**」で描出される

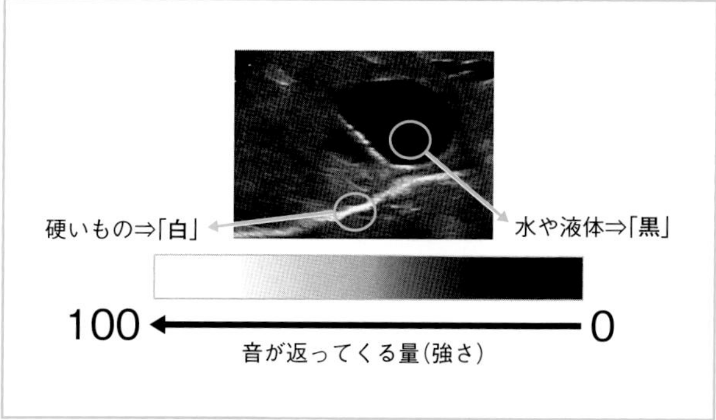

図1-1-3　**エコー画像の一例**
線状に白く見えるものは横隔膜，黒い袋状に見えるものは肝臓に存在する嚢胞(cyst)である．

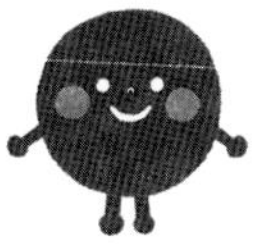

硬いもの⇒エコー画像では白く見える
水や液体⇒エコー画像では黒く見える

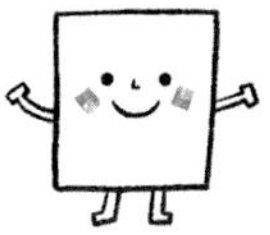

ちなみに例外が一つあります．**体腔内の気体(肺の空気，消化管のガス)**です．空気中では音が乱反射して深部まで届きません．そのため，空気(ガス)は硬くありませんが，エコー画像では**白く**見えるのです．

専門書や雑誌のエコー特集などでは，周波数，屈折率，反射率，音響インピーダンスなど多くの難解な用語が出てきます．しかし，あえて言います．

「臨床現場でのエコー実施に，そんな難解な知識は不要です！」

もちろん，本書を読んで，「エコーのことをもっと勉強したい」と思った方は，エコーの専門書にもぜひトライして，知識を深めてください．

実際のエコー画像を見てみよう

では，ここまで説明してきた原理を実際のエコー画像(図1-1-3)で確認していきましょう．

図1-1-3で**白い線状**に見えるところは，プローブに戻ってくるエコーのパワー（量・強さ)が大きいことを意味し，**硬い部分**であることを表しています．この部分は横隔膜に相当し，線維成分がきわめて豊富な横隔膜は，“エコーにとっては”その前方にある臓器などよりも明らかに硬い部分なのです．

対して，図1-1-3で**黒い袋状**に見える部分があります．この部分は，周囲組織に比べて明らかに**水分(液体成分)が豊富**で，プローブに戻ってくるエコーがほとんどないことを表しています．この部分は肝臓に存在する嚢胞(cyst)であり，内容物は漿液とよばれる液体成分で構成されているのです．

2　エコーで何が見えるの？

ほぼすべての診療科で活用されているエコー

皆さんもご存じのように，エコーはさまざまな臨床現場で活用されています．臨床においては，**頭蓋内，骨の評価以外はすべての領域で使用可能**だと思ってください．診療や診断においてエコーを用いている科を表1-2-1に示します．34科のうち27科（約79%）が何らかの用途でエコーを診療に役立てていることがわかります．なかには特殊なエコー（経食道エコー，血管内エコー，超音波内視鏡など）を使用している科もありますが，多くの科では，本書で紹介している一般的なエコーを利用しています．すなわち，エコーの用途は広範囲に及んでおり，**エコーで見える部位はすべて対象**といえます．

エコーはいま起きている事象の原因をみつけるためのツール

エコーを活用する目的は，何といっても**現在起きている事象（病状，症状）の原因をみつけること**にあります．実際の臨床で得られるさまざまなエコー画像を例にみていきましょう！

図1-2-1a，1bはともに胎児のエコー画像です．aが通常のエコー，そしてbがいま流行（？）の「3Dエコー」とよばれている胎児が立体的に映るエコー画像です．産科領域では特にこの3Dエコーがよく使われています．CTやMRIでも3D撮影はできるのですが，胎児への放射線被曝や磁気による影響があるため，無害なエコーが頻用されます．

表1-2-1　**診療や診断にエコーを用いているおもな診療科**

診療科	エコー活用	診療科	エコー活用	診療科	エコー活用
内科	○	美容外科	○	産科	○
精神科		脳神経外科	○	婦人科	○
神経科		呼吸器外科	○	眼科	○
神経内科	○	心臓血管外科	○	耳鼻咽喉科	○
呼吸器科	○	小児外科	○	気管食道科	○
消化器科	○	皮膚泌尿器科	○	放射線科	○
胃腸科	○	皮膚科	○	麻酔科	○
循環器科	○	泌尿器科	○	心療内科	
小児科	○	性病科		アレルギー	
外科	○	肛門科		リウマチ科	○
整形外科	○	産婦人科	○	リハビリテーション科	
形成外科	○				

なお，本表ではわかりやすさを考慮して，標榜診療科ではなくレセプト診療科で示している．

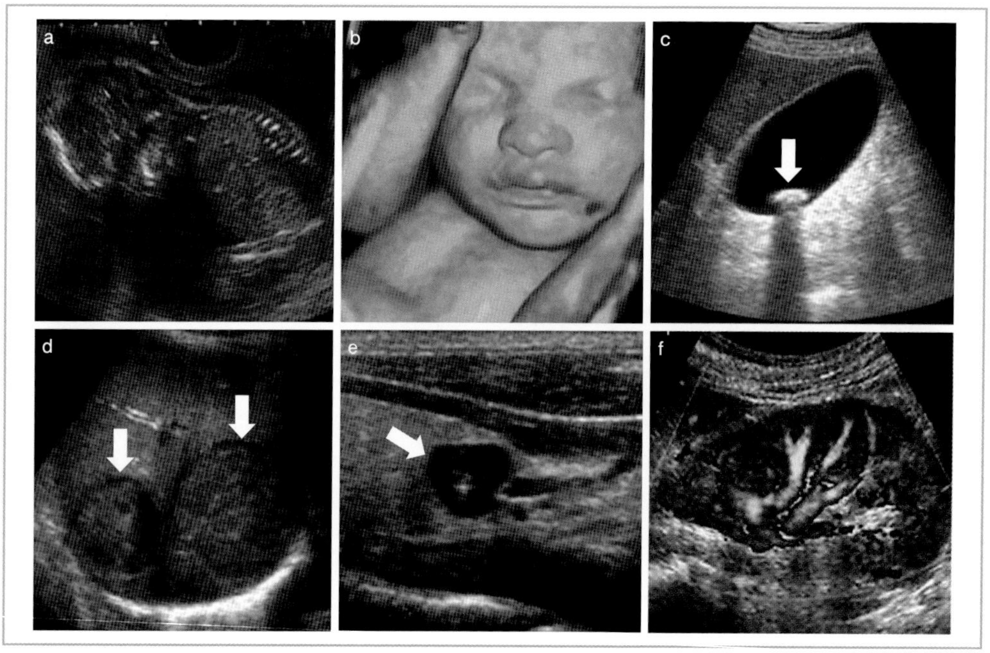

図1-2-1　**さまざまなエコー画像**
a：胎児のエコー画像，b：胎児の3Dエコー画像，c：胆石症のエコー画像，
d：肝腫瘍(転移性)のエコー画像，e：乳癌のエコー画像，f：腎血流のカラードプラ．

次の図1-2-1c，1dは成人の腹部エコー画像です．cは胆石症患者のエコー画像ですが，矢印が指している白い部分が胆石です．dは肝臓内にある腫瘍(肝転移)のエコー画像です．矢印が指す部分に丸い構造物がはっきりと確認できると思います．このように内科・外科問わず，腹部臓器を観察する場合，エコーはとても有用な情報を与えてくれます．

最後に図1-2-1e，1fを見てください．eは乳房(乳腺)のエコー画像です．矢印が指す部分に黒く丸い影とその中心部に白いものが確認できますが，この部分が乳癌です．乳房のように体表に近い部分(ほかに甲状腺，皮下腫瘤，関節腔内，頸部や四肢の血管などがあります)の観察もエコーが得意とする部位です．fは腎臓のエコー画像ですが，赤～黄色の管状の構造物が見えます．これは腎臓内の血管(正確には血管の中の血流)を描出したエコー画像で，**「カラードプラ」**といわれます．このように，エコーでは造影剤を用いなくても血流も簡単に観察できるので，腎機能が低下して造影CTを実施できない患者さんには，とても有効であることがわかります．

エコーで見える部位は何でも見てみよう！

このように，エコーは骨や頭蓋内(簡単に言えば脳です)以外，ほぼすべての部位を非侵襲的に観察することができるので，その汎用性の高さを利用して「**見える部位は何でも見る！**」という意識で積極的に活用し，現在患者さんに起きているさまざまな症状や現症の原因を見つけることで，医師により具体的な報告ができます．エコーを活用した看護師のアセスメントの重要性については，PART 2でより詳しく説明していきます．

3　エコーにはどのような種類があるの？

代表的なエコー装置と用途の違い

エコー装置にはさまざまな種類があります．本書はそのなかの「ポケットエコー」を取り上げていますが，代表的なエコー装置や，センサーの役割を担っているプローブについても理解しておきましょう．経食道エコー，血管内エコー，超音波内視鏡などの特殊なエコー装置の説明は割愛し，皆さんが日常の業務環境で目にする，あるいは使用する一般的なエコー装置とプローブについて，できるだけわかりやすく紹介していきます．

図1-3-1は，病院，診療所，クリニック，検診施設などで一般的に使用されている代表的なエコー装置です．

①大型超音波検査装置

重量のある大型の装置です．多岐にわたる機能が内蔵され，あらゆる検査に対応可能な高額の医療機器です．基本的には移動を前提としない固定型の装置で，おもに病院などの超音波検査室に設置されています．

②中型超音波検査装置

①より小ぶりで，内蔵されている機能も①よりやや少なくはなりますが，一般臨床で使うには十分な機能を備えています．移動も簡単で，病室のベッドサイドや診察室など，狭いスペースでも使用できます．おもに病棟，外来診察室などで活躍するエコー装置です．

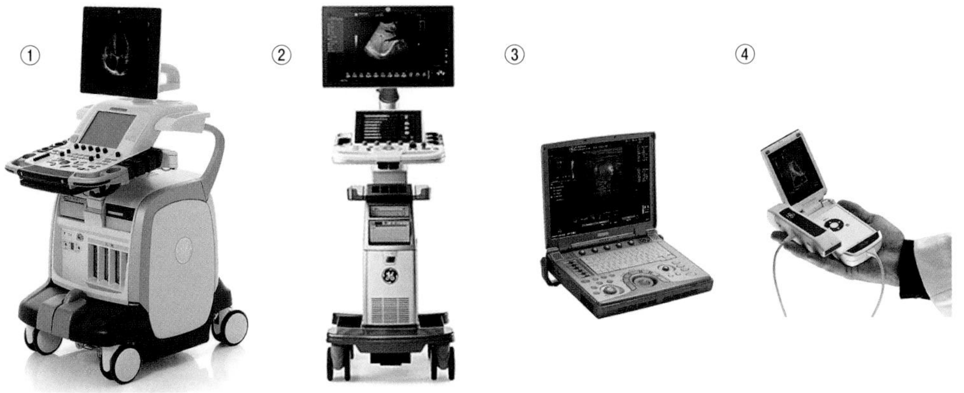

大型超音波検査装置 （超音波検査室などに固定）	中型超音波検査装置 （病棟・診察室など移動用）	ノートPC型超音波検査装置 （クリニック・訪問診療用）	超小型超音波検査装置 （あらゆる目的に利用）

図1-3-1　**代表的なエコー装置（画像はGEヘルスケア・ジャパン提供）**

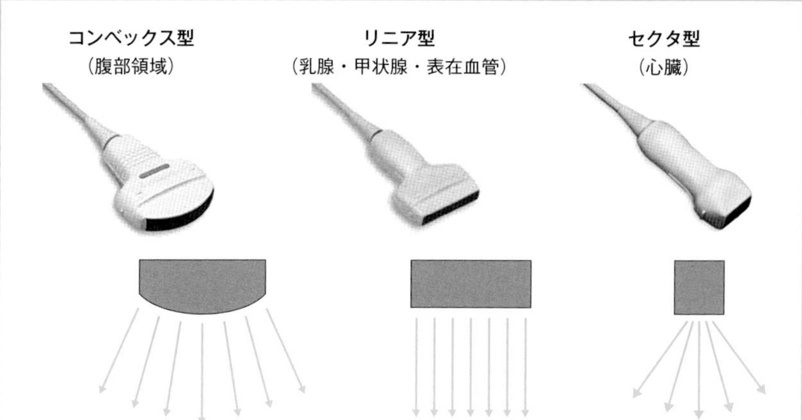

（図 1-3-2）

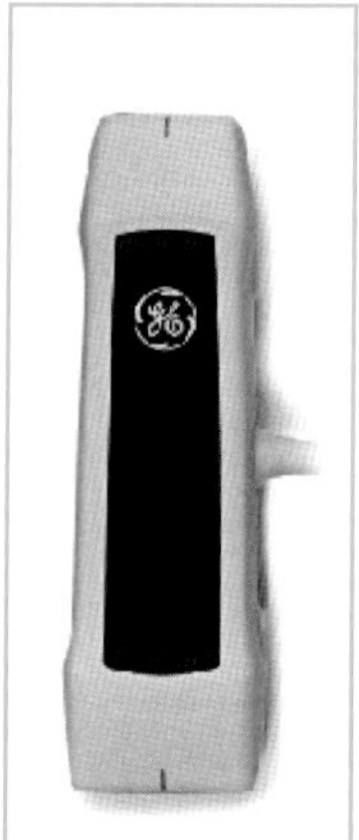
（図 1-3-3）

図1-3-2　**代表的なプローブ**
図1-3-3　**デュアルプローブ**（Vscan用プローブ／GE ヘルスケア・ジャパン）

③ノートPC型超音波検査装置

①，②に比べて格段に小型化した装置です．機能も①，②よりかなり制約されますが，片手で持ち運びができます．特定の病棟，診療所やクリニック，訪問診療（在宅医療）などで使用されています．

④超小型超音波検査装置

③よりさらに小型化し，手のひらに乗るサイズ・軽さで，あらゆる医療シーンで使用可能な，まさにポケットに入るエコー装置です．複雑な機能や高性能な計測プログラムはあえて搭載せずに，おもに「見ること」に特化したエコー装置であり，本書の主人公になります．

エコー装置の心臓部「プローブ」の種類と用途の違い

プローブはエコー装置の心臓部です．PART 1-1でも説明したとおり，エコーを発信したり，戻ってきたエコーを受信したりする重要な役割を担っているため，プローブに傷がつくとエコー画像は正常に表示されなくなります．**どのようなエコー装置でも，プローブは慎重に扱ってください**（床に落としたりしては絶対にダメですよ！）．

エコーで使用される代表的なプローブを図1-3-2，図1-3-3に示します．

①コンベックス型プローブ

おもに**腹部領域のエコー**に使用され，検査科，内科，外科ではもちろん，産婦人科や泌尿器科でももっとも多く使用されるプローブです．このプローブの特徴は被検者の身体に接する面が**曲線状**になっていることです．**広い範囲を観察すること**ができます．

②リニア型プローブ

体表に近い部分を観察するために使用されます．乳房（乳腺），甲状腺，頸動脈，下肢血管，皮下にできた腫瘤などが対象となり，多くの診療科で使用されています．ただし，**深い部分は観察することができません**．

③セクタ型プローブ

セクタ型プローブは，①や②に比較して基本的に薄く小型の形状です．肋骨の間から**心臓**を見るために作られたプローブです．図1-3-2に示すとおりエコーが大きく広がって発信されるため，**深い部分の画像は粗くなってしまう**という欠点があります．

④デュアルプローブ

ポケットエコーでは特殊なプローブも使用されます．図1-3-3は両側に異なるタイプのプローブが搭載され，**1本でリニア型とセクタ型**(深いところも見えるように改良された特殊なセクタ型です)**の両方**が使えるものです．

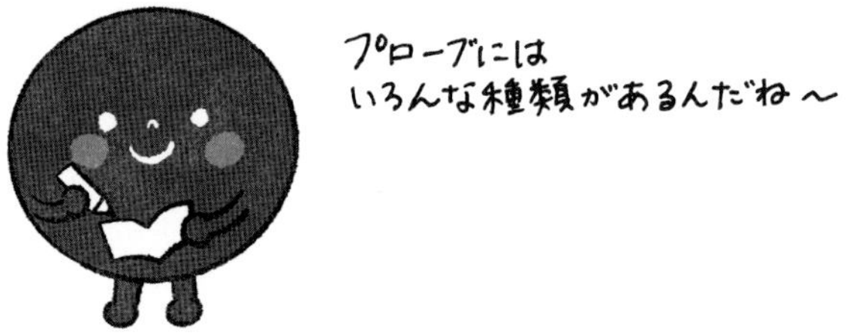

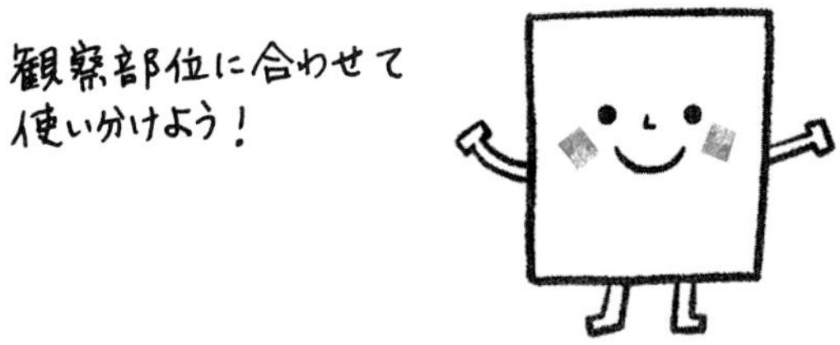

PART 2

ポケットエコーの時代がやってきた！

1　ポケットエコーは今までのエコーと何が違うの？

ポケットエコーは「いつでも・どこでも・何にでも」使える！

PART 1-3で紹介したとおり，エコー装置にはいくつかの種類があります．キャスター付きの台座に固定された機器とキーボードが搭載され，多くのスイッチ類や複数の液晶パネルを備えたいわゆるフルスペック型の大型装置から，片手で持ち運べる小型装置，手のひらに乗ってしまうような超小型の装置までさまざまです．最新の超小型エコー装置はスマートフォンサイズまで小型化・軽量化しています．

当然，大型装置は大画面で見やすく，多くの機能が搭載されています．血管や線維組織をカラーで描出したり，プログラムされた複雑な計測が簡単にできたり，送信するエコーの周波数や強度を簡単に変えて対象物をより見やすくしたりと，存在診断（異常な病変があるかないか）だけではなく，場合によっては質的診断（その病変は何なのか）までできる高い性能をもっています．しかし，大型であるがゆえに，複数の病床のベッドサイドまで移動させるには労力やスペースを要します．

対して，超小型のポケットエコーは，まさに「手のひらサイズ」です．患者さんのベッドサイドに行き，観察したい部分をすぐに観察できます．画面は小さいですが，画質は存在診断に十分に耐えうるものです．ただし，見ること（観察すること）に特化した装置ですから，複雑な計測や特殊なプローブ（3D用プローブなど）には対応していません．そのぶん，操作はとても簡単です．

ポケットエコーは，エコーの特性でもある**「無痛・安全・手軽」**に，**「いつでも・どこでも・何にでも」**が加わり，さらに使用方法（操作）がとても簡単で，スマートフォンやタブレット型端末を触ったことのある方なら**誰でも感覚的に使用できます**．

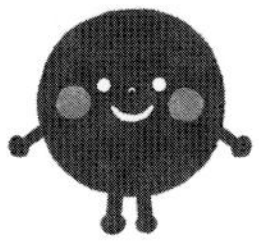

ポケットエコーは「無痛・安全・手軽」に
「いつでも・どこでも・何にでも」
「感覚的（直感的）」に使える画期的なツール！

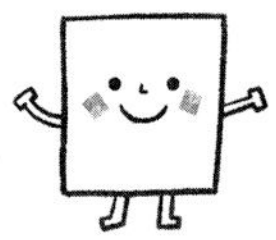

ポケットエコーの代表的な機種

本書では，2020年3月末現在，日本での使用頻度が高いポケットエコーを発売している4社の各機種に関して，その特徴を解説していきます（図2-1-1，各社に画像使用許可およびカタログ記載内容の引用許可を得て掲載）．

Vscan Extend R2（GEヘルスケア・ジャパン）

Vscan Extend R2（以下，Vscan）は，まさにスマートフォンにプローブが付いたものです．デュアルプローブ（1本で2種類のプローブ機能）を採用しており，表在領域（血管，乳腺，甲状腺，軟部腫瘤），上下腹部領域，心臓など，**臨床で用いるほぼすべての領域で使用可能**です．スマートフォンと類似した直感的な操作性があり，とても使いやすい機種です．また，観察した画像はWi-Fi経由でクラウド（ネット上に存在するデータ倉庫）に保存でき，電子カルテなどでCT，MRIなどを保存するためのDICOM（ダイコム）という規格で保存することも可能です．特に**電子カルテを運用している病院の病棟，外来，ER，診療所やクリニック，あるいは災害時医療など幅広い分野で活躍が期待される機種**です．

SONIMAGE P3（コニカミノルタ）

SONIMAGE P3（以下，SONIMAGE）の本体（画面）部分は，女性の手にも完全に収まるサイズです．プローブは他の機種よりやや大きく，特殊な形状をしていますが，これは腹部領域に特化したためと考えられます．筆者は30年近く現場でエコーを行ってきましたが，このプローブはむしろ握りやすいと感じました．本装置は，膀胱容量を簡単に計測できる機能などを備えており，何といっても本体が**小型・軽量**であるため，特に**訪問看護分野で威力を発揮する**と思います．撮ったエコー画像は，PC経由になりますがソフトウェア（SONIMAGE View）を使ってさまざまな形式で出力（DICOMデータとしての出力も可能）できるので，特に上下腹部領域をアセスメントする機種として汎用性が高いと考えます．

iViz air（富士フイルムメディカル）

iViz airは本書執筆時点（2020年3月末）で，4機種のうち**最軽量のエコー装置**です．本体は小型スマートフォンサイズで，女性でも液晶画面を片手で操作可能です．また，プローブも持ちやすく軽く感じます．さらに膀胱尿量計測などはトップ画面からワンプッシュで計測専用画面に移動し，操作性は抜群です．執筆時点では腹部用のコンベックス型プローブ（周波数も腹部領域対応の2～5MHz）のみとなりますが，**ワイヤレスタイプのプローブ**ですので，今後，表在領域用のリニア型プローブが発売されれば一気に活用範囲が広がると考えます．Wi-Fiにも対応しており，画像データの転送はもとより，専用のサーバーにアクセスすることで多くの症例画像を参照できるなど学習機能も充実しています．

ポケットエコーmiruco（日本シグマックス）

ポケットエコーmiruco（以下，miruco）は今回紹介した4機種のなかでもっとも**コストパフォーマンスに優れています**．プローブも上下腹部に使用できるコンベックス型と，血管，乳腺，甲状腺，褥瘡のポケットチェックなどの表在領域に使用できるリニア型の2種類が用意さ

<table>
<tr><td colspan="2">Vscan Extend R2（GEヘルスケア・ジャパン）</td></tr>
<tr><td>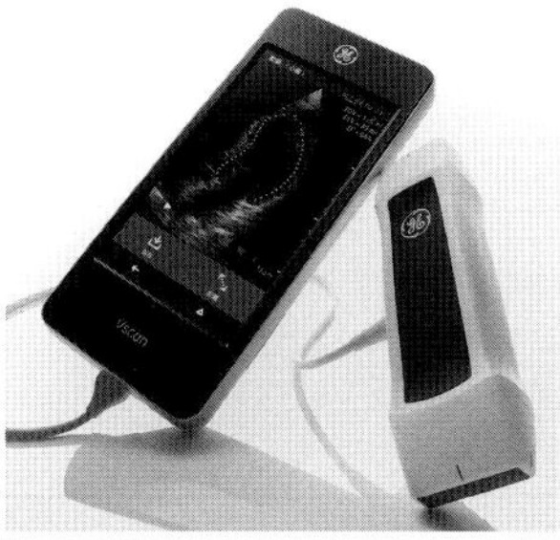</td><td>愛称：ヴィースキャン
重さ：441 g（本体＋プローブ）
特徴：全領域の観察が可能
高い画質精度
デュアルプローブ採用（着脱不要）
スマートフォンと類似した操作性
タッチスクリーン操作可能</td></tr>
<tr><td colspan="2">SONIMAGE P3（コニカミノルタ）</td></tr>
<tr><td>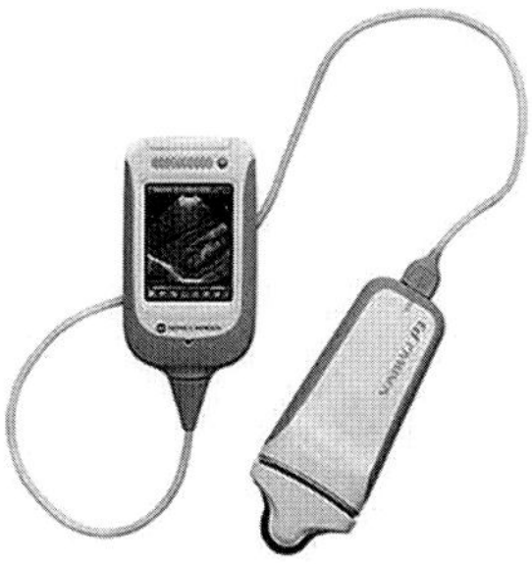</td><td>愛称：ソニマージュ
重さ：392 g（本体＋プローブ）
特徴：上下腹部領域に特化した機能
SDカードで画像保存可能
プローブの先端が着脱式（２種類）
タッチペン操作可能
音声入力可能</td></tr>
<tr><td colspan="2">iViz air（富士フイルムメディカル）</td></tr>
<tr><td>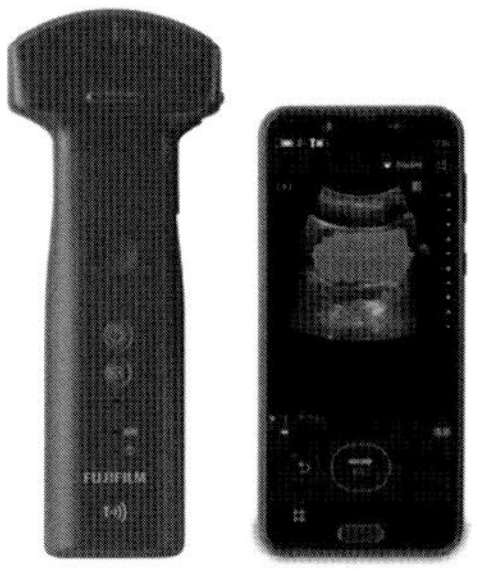</td><td>愛称：アイビズ エアー
重さ：357 g（本体＋プローブ）
特徴：現在流通するポケットエコーで最軽量
上下腹部領域に特化した機能
スマートフォンと類似した操作性
タッチスクリーン操作可能
プローブに操作スイッチを配置</td></tr>
<tr><td colspan="2">ポケットエコー miruco（日本シグマックス）</td></tr>
<tr><td>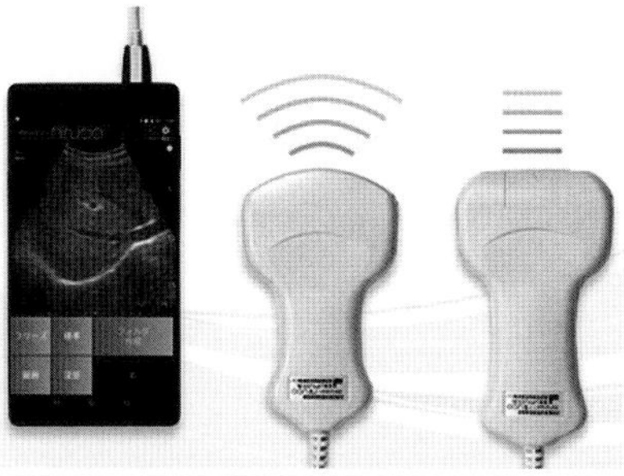</td><td>愛称：ミルコ
重さ：434 g（本体＋プローブ最大値）
特徴：上下腹部・表在領域に特化した機能
スマートフォンと類似した操作性
タッチスクリーン操作可能
プローブが軽量
コストパフォーマンスに優れる</td></tr>
</table>

図2-1-1　**現在日本で流通するポケットエコーの代表的な４機種（2020年３月時点）**

れており，この２種類のプローブを揃えても最安値の機種になります．本体はやや大きめのスマートフォンサイズで，直感的に操作ができます．他社と比較して唯一，ネット販売で展開しているメーカーです．

2 ポケットエコーを アセスメントに活用しよう！

正確なフィジカルアセスメントには「ツール」が必要不可欠

看護におけるフィジカルアセスメントには，大きく2つのステップが存在します[1,2]．まず客観的に患者の現症に対する情報を得る**フィジカルイグザミネーション**を行い，次に，その客観的情報をもとに解釈・判断する**アセスメント**を行うのが一般的な流れになると思います．

図2-2-1は臨床判断（クリニカルジャッジメント）[3]のなかでも問題志向型の診療記録形式であるSOAP✎に基づくアセスメント例です．入院中のAさんから「頭痛とふらつき感」の訴えがありました．それに対して，四診や検査機器による血圧・体温などのバイタルサイン測定が行われました．得られた情報から脳神経学的異常所見は認められず，既往歴の高血圧に対しては降圧剤が処方されており，同様の症状が入院前からあり，降圧剤の定時服用以外に自己判断で

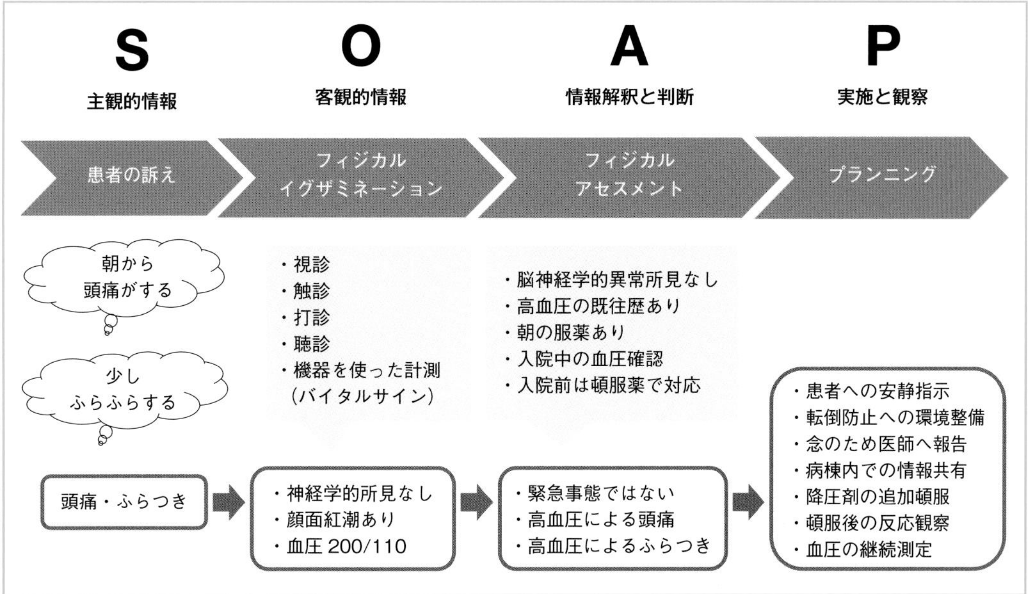

図2-2-1　**SOAPに基づくAさん（主訴：頭痛とふらつき）のアセスメント例**

Memo　SOAPはsubjective data（主観的情報），objective data（客観的情報），assessment（評価），plan（計画）で経過を記録する，問題志向型の診療記録形式を指します．他にも，問題に対する具体的な実施内容に焦点をあててDAR（D；データ，A；アクション，R；レスポンス）に区分して経過を記録するフォーカスチャーティング®などいくつかの形式があります．

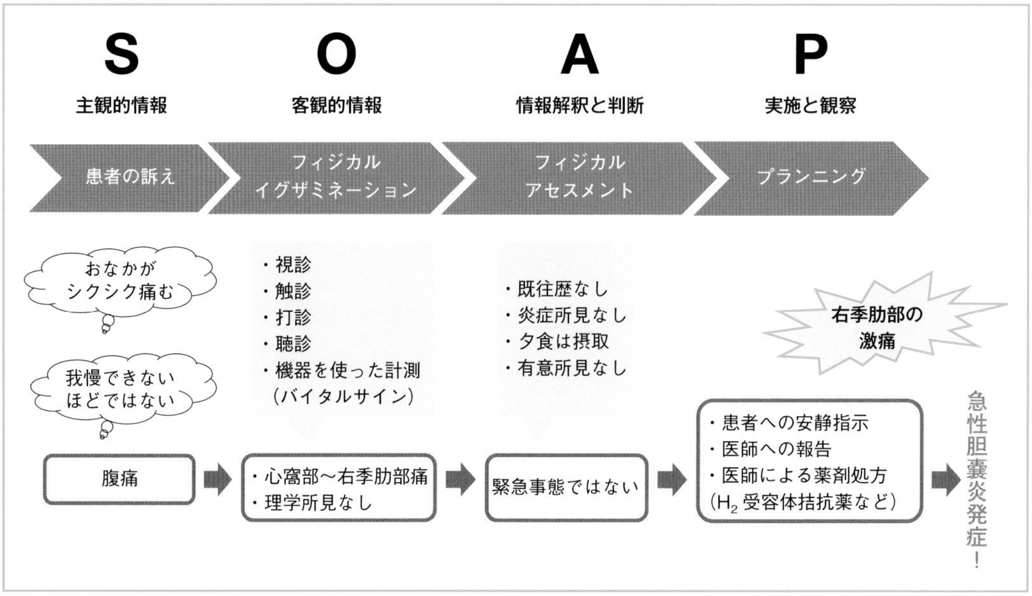

図2-2-2　**SOAPに基づくBさん（主訴：腹痛）のアセスメント例**

頓服していたようです．これらの情報や検査データから，「高血圧による頭痛やふらつき感」，「生命予後を大きく左右する緊急事態ではない」と判断されました．この判断に基づき，さまざまな対応が行われました．

さて，本事例で仮に「血圧計」がなかったとします．脈拍を触知する際の拍動の強さや脈が触れる部位である程度の血圧は推測できますが，200/110といった現状の正確な血圧値はわかりません．当然，降圧剤頓服後の血圧変化を詳細に知ることもできません（「スーパーナース」なら触診でどれくらい血圧が下がったのかがわかるかもしれませんが……）．

「血圧計」というツールが，アセスメントの質をより高めていることは間違いありません．つまり，血圧計や体温計，パルスオキシメータ，聴診器といったツールを使用することによって，私たちは客観的で具体的な情報を得ることができるのです．

ポケットエコーも，これらのツールと同様に，**客観的で具体的な情報を得るための強力なツールとなりえます**．

ポケットエコーでフィジカルアセスメントが変わる！

では，「腹痛」を訴える入院患者Bさんの事例で考えてみましょう（図2-2-2）．Bさんは発熱と肺炎疑いで入院となりました．入院後，数病日の間に解熱し，呼吸器症状や検査データの炎症所見も順調に改善していましたが，夕食後1時間経過した頃から，心窩部～右季肋部にシクシクするような腹痛を訴えました．激痛ではなく，我慢しようと思えばできる程度の痛みです．

さて，あなたならどうしますか？　当然，各種情報を収集して医師に報告しますね．医師は看護師から報告された理学所見（腸音，圧痛点，筋性防御，反跳痛など）に明らかな有意所見が

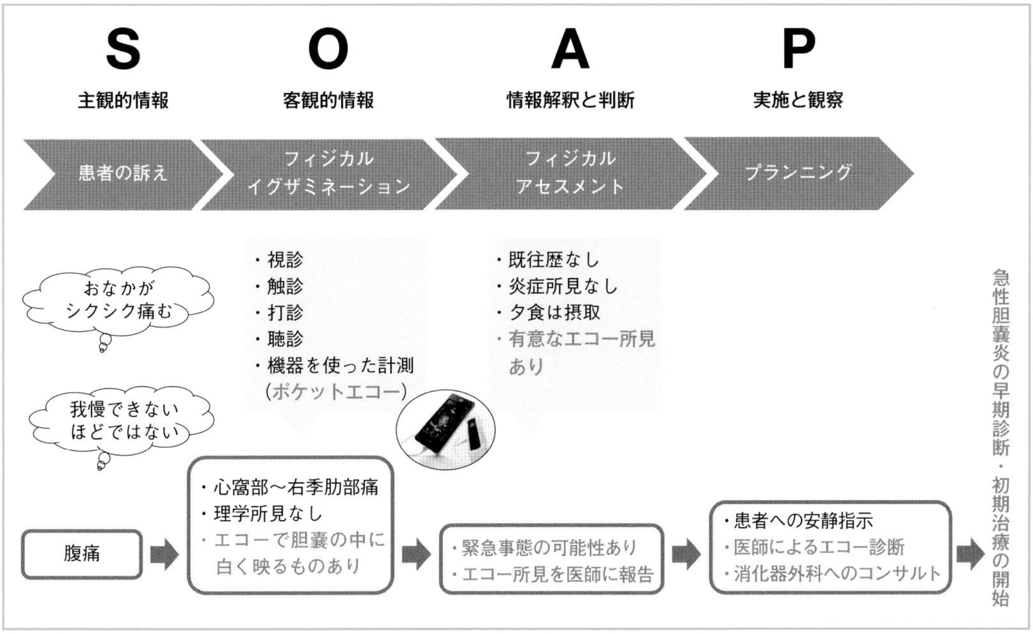

図2-2-3　**SOAPに基づくBさん（主訴：腹痛）のアセスメント例（ポケットエコーを活用した場合）**
ポケットエコーを使用することで，アセスメントの流れが大きく変わるかもしれない．

なければ，とりあえずH_2受容体拮抗薬やプロトンポンプ阻害薬，場合によっては抗コリン薬などの服用指示で様子をみよう，と判断することが想像できます（日常臨床でよくある光景です）．

しかし，もしBさんは入院時の既往歴に**「胆石症」**が特記されていなかった，つまり**胆石症がありながらBさんは自覚しておらず，胆石が胆嚢管に嵌まり込んだことによって生じている腹痛**だとしたらどうでしょうか．翌朝，Bさんが急性胆嚢炎を発症する可能性も十分考えられます（図2-2-2）．

ここで，もしあなたがポケットエコーを使うことができれば，Bさんの腹痛の訴えを聞いた時，どこが痛むかを確認しながらエコーで腹部を確認することができます（図2-2-3）．エコーでBさんの疼痛部位を確認したところ，胆嚢の中に白いものが観察できました．そこで，医師への報告時，理学所見とともに**「ポケットエコーでBさんの腹部を確認したところ，胆嚢に白いものが見えました」**と伝えることができます．

このたった一つの情報で医師のその後の対応は大きく変わります．胆石発作が第一鑑別診断に入ってきますので，医師自らが大型エコー装置でしっかりと確認するでしょう．そして，迅速に消化器外科にコンサルトをする可能性もあります．少なくとも翌朝までの初動には大きな違いがあるはずです．

このように，ポケットエコーは**アセスメントツールとして大きな威力を発揮**します．さらに，ポケットエコーの活躍の場はアセスメントだけにとどまらず，**看護シーンのあらゆる場面で皆さんの心強い味方になってくれます**．

PART 2　文献一覧

1）山内豊明：フィジカルアセスメントガイドブック．第2版，医学書院，2017.
2）横山美樹：はじめてのフィジカルアセスメント．メヂカルフレンド社，2013.
3）Tanner CA：Thinking like a nurse：a research-based model of clinical judgment in nursing. Journal of Nursing Education, 45(6)：204-211, 2006.

PART 3

ポケットエコーを使いこなすための3つの極意

1　目的に応じた観察方法を選択すべし

PART 2でも述べたように，エコーは頭蓋内や骨以外のほぼ全臓器・器官を観察することが可能な装置ですが，臓器や病態の観察には，それぞれの看護シーンの目的に応じた観察方法（検査方法）が存在します．

「目的に応じた観察方法」には，おもに次のような方法があります（表3-1-1）．

ざっと見るエコー　blink scan

たとえば，糖尿病のコントロール目的で入院している患者さんが急に右季肋部痛を訴えた時などに，ベッドサイドでポケットエコーを使って，胆石はないか（急性胆嚢炎の有無），モリソン窩に液体貯留がないか，右腎に水腎症がないかなどを**数分でざっと確認するような観察方法**です（できれば肝臓内に大きな腫瘍がないかも確認できるとベストです）．これらの確認によって，胃，十二指腸，イレウス，大腸の一部といった消化管以外に，大きな，あるいは緊急性の高い問題がないかどうかを確認し医師に伝えることで，医師はその情報を参考にして，より早く痛みの原因を絞り込むことが可能となります．

ちなみに，この「ざっと見るエコー」は，ER（Emergency Room；救急外来）やFAST（ファスト；Focused Assessment with Sonography for Trauma；外傷の初期診療における迅速簡易超音波検査法），RUSH（ラッシュ；Rapid Ultrasound for Shock and Hypotension；外傷，内因性ショックの原因を系統的に診断する迅速簡易超音波検査法），FATE（フェイト；Focus Assessed Transthoracic Echo；心原性ショックや急性冠症候群などで用いられる胸壁心エコー法）でも行われている手法です．最近では日本でも，いわゆるABCD評価の道具としてポケットエコーを使用することも多くなってきました．

対象部位のみを見るエコー　target scan

たとえば全身麻酔術後の患者さんの離床前に，両側の膝窩静脈内に血栓（深部静脈血栓；Deep Venous Thrombosis，DVT）がないかを観察するような場合に行う方法で，**観察時間は10分以内を目安とします**．離床前なので，当然ベッドサイドでポケットエコーを使用して行われますが，特にDVTハイリスク患者（PART 4-3参照）においては，クリニカルパスに従ってマニュアル的に離床させるのではなく，離床前に最低限のDVTチェックを行うことで，わずか10

Memo　ABCD評価とは，迅速に患者さんの全身状態を把握するために行われるアセスメント法で，気道（Airway），呼吸（Breathing），循環（Circulation），中枢神経障害（Dysfunction of the central nervous system）の評価を指します．

表3-1-1　目的に応じた観察方法

ざっと見るエコー blink scan	所要時間1～2分
対象部位のみを見るエコー target scan	所要時間5～10分
くまなく見るエコー screening scan	所要時間20～30分

分という短時間のアセスメントであっても肺塞栓症発症の回避に有効であることは言うまでもありません．ほかにも，助産師が行う胎児推定週数や推定体重算出もこのカテゴリーに属する観察方法といえるでしょう．

くまなく見るエコー　screening scan

いわゆる病院の臨床検査科（超音波検査室など）で行われる「検査」です．腹部エコーであれば，横隔膜直下から骨盤腔内の観察可能な臓器をすべてくまなく確認して，主訴とは直接関連がないであろう所見もすべて抽出する作業になります．**20～30分という比較的長い時間をかけて行う方法です**．

このように，エコーには目的に応じた3つの観察方法がありますが，本書のテーマである看護シーンにおけるポケットエコーの活用では，**「ざっと見るエコー」**（blink scan）と**「対象部位のみを見るエコー」**（target scan）に限られてくると思います．多忙な一般臨床の看護現場で，1人の患者さんに30分も時間を費やして「くまなく見るエコー」（screening scan）を行うことは困難です．臨床検査技師や医師に任せましょう！

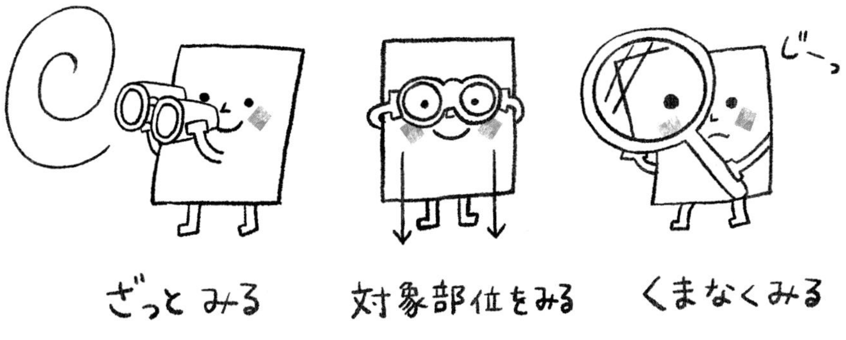

2 体幹に架空の線を引いて観察すべし

解剖学が苦手でもエコーはできます！

観察したい部位にプローブを正確にあて，精度の高いエコー検査を行うためには，解剖学の知識が不可欠ですから，「解剖学が苦手な私には難しいかも……」と不安に思う方もいるかもしれません．でも大丈夫です！　観察したい部位に正確かつ効率的にプローブをあてるための基準となる**「架空の線」**（図3-2-1）を体幹に引くことによって，解剖学が苦手な方でもプローブをどこにあてればよいかが一目でわかります．実例を通して説明しましょう．

患者さんが急に右季肋部痛を訴え，あなたはベッドサイドでポケットエコーを使って，胆石の有無，モリソン窩の液体貯留の有無，右水腎症の有無を「ざっと見るエコー（blink scan）」（PART 3-1参照）の手法を用いて数分で観察することにしました．この時，プローブをどこにあてればよいでしょうか．ここで「架空の線」の登場です．体幹に図3-2-1のように架空の線を引き，プローブを肋骨弓下線と右の乳頭線の交点付近にあてると，胆嚢，右腎臓，モリソン窩

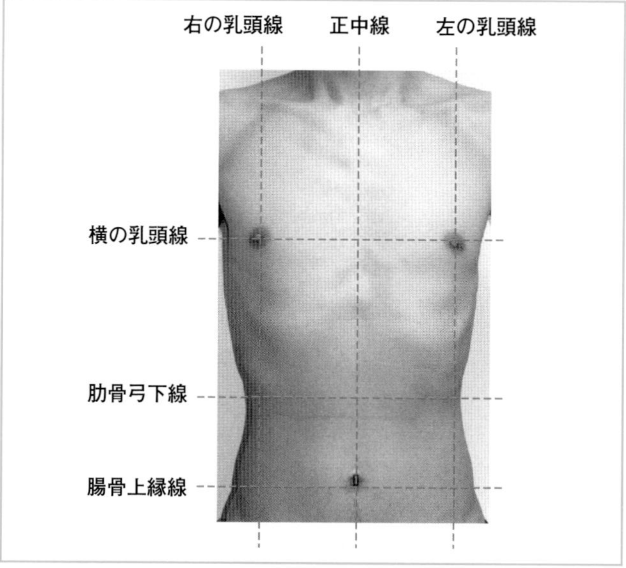

図3-2-1　プローブ位置の基準となる架空の線
腹部の体表区分にはさまざまな基準があるが，本基準はプローブをあてる位置のガイドとしての基準である．体格を問わずほぼすべての患者に適応することができる．

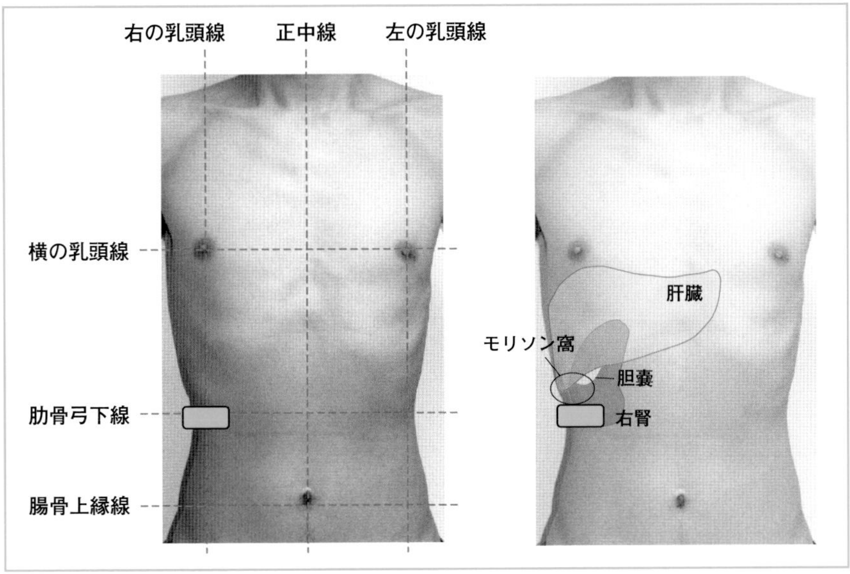

図3-2-2 右季肋部痛の原因を探るためのプローブ位置
右季肋部痛では，まず胆石，モリソン窩の液体貯留，右水腎症の有無を確認したい．肋骨弓下線と右の乳頭線の交点にプローブをあてれば，胆嚢，右腎，モリソン窩がほぼ同一画面で観察できる（詳細はPART 4-1-2参照のこと）．

をほぼ同一画面で観察できます（図3-2-2）．すなわち胆石の有無，モリソン窩の液体貯留，そして右水腎症の有無を数分で迅速に確認することが可能となります．まさに，「ざっと見るエコー」で得た有用な情報を医師へ素早く報告するという素晴らしいアセスメントができるのです．

なお，皆さんもご存じの「4区分法」「9区分法」などの腹部体表区分は，腹痛の部位や触診で異常がみられた部位などを示すために用いられています．一方，本書で用いている「架空の線」は，エコーによるアセスメントにおいてプローブをあてる位置の指標であり，**腹部体表区分とは目的も位置も異なります**．

本書では，プローブの位置をこの「架空の線」を基準にして示しますので，解剖学が苦手な方も，勉強中の方も，迷わず素早くプローブをあて，見たい部位を観察できるはずです．架空の線を基準にして，「ここにエコーをあてると○○が見える！」という実践経験を積むことで，解剖書が案外すんなりと理解できるようになります．

3　観察部位が見える位置・方向にプローブをあてるべし

プローブは「位置」と「方向」が大切！

ポケットエコーを使いこなすためには，観察部位が見えるように**プローブを正しい位置・方向であてる**ことが必要です．しかし，これも決して難しくはありません．

エコー検査は，図3-3-1のようにプローブを体表面にあてて行いますが，プローブと体表面の間にはゼリーをしっかりと塗ります(p.27 COLUMN 1参照)．プローブの持ち方にはいくつかの方法がありますが，きまりはありません．

プローブは体表面に対して垂直にあてる方法と，体表面に対してやや角度をつけてあてる方法があります(図3-3-2)．

体表面に対してプローブを垂直にあてる(図3-3-2a)

体表面に対してプローブを垂直にあてると，プローブ直下は観察できますが，❶❷❸の部分を観察することができません．

体表面に対してプローブを傾けてあてる(図3-3-2b，c)

プローブを少し傾けると，垂直にあてた場合には確認できなかった❶❷❸を観察することが可能になります．このようにプローブを傾ける走査は，「患者の頭側(あるいは足側)にプローブを傾ける」「患者の頭側(あるいは足側)にスキャンする」などと表現されます．

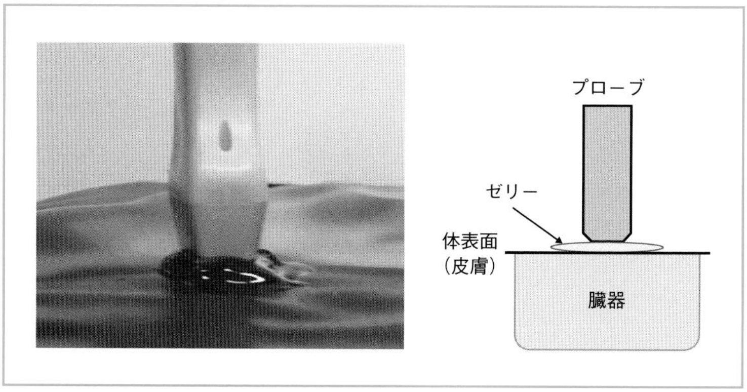

図3-3-1　プローブを体表面にあてたところ

プローブはゼリーを介して体表面と接している．ゼリーを塗ることによって，プローブと体表面が密着し超音波が伝わりやすくなり，プローブを滑らかに走査することができる．

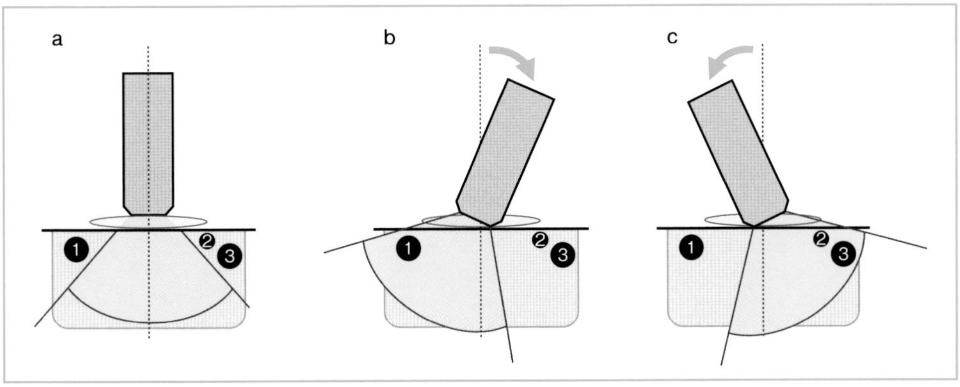

図3-3-2 **プローブの方向**
観察したい部位に合わせてプローブの方向を変える.
a：体表面に対して垂直にあてた場合. ❶❷❸は観察することができない.
b, c：体表面に対してプローブを傾けてあてた場合. 垂直にあてた時には観察できなかった❶❷❸も観察することができる.

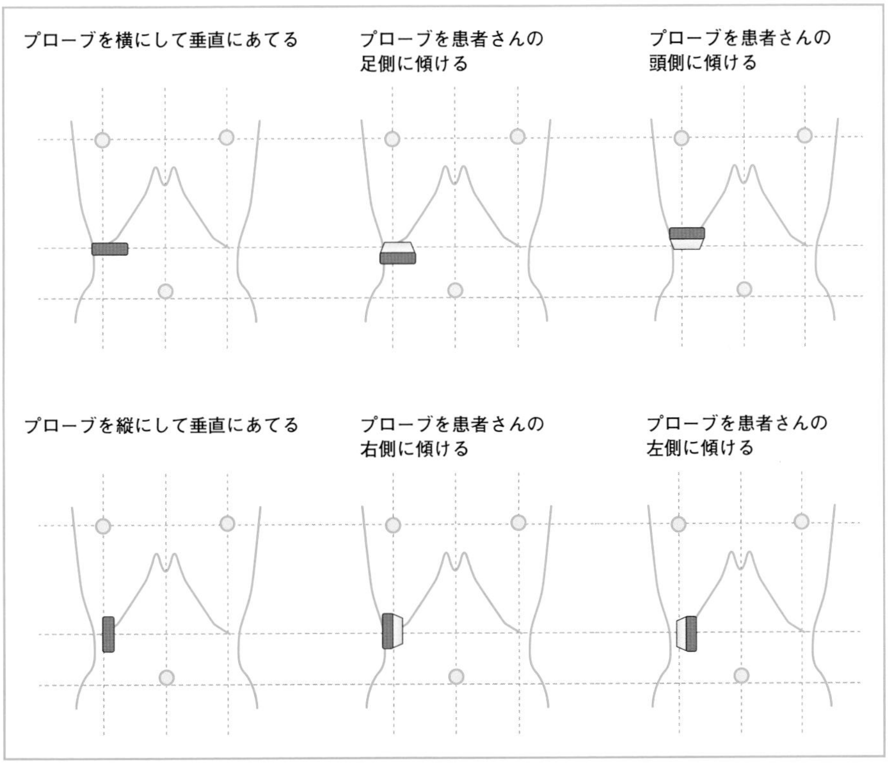

図3-3-3 **本書におけるプローブの方向の表現方法**

プローブをどの方向に傾けるかは, 観察においてとても重要です. 本書では, プローブをあてる方向について, **「プローブを垂直にあてる」「プローブを患者さんの頭側(足側)に傾ける」「プローブを患者さんの右側(左側)に傾ける」**といったように表現します(図3-3-3).

プローブの位置とエコー画像の関係　3つのルール

エコーを使い慣れるまでは，「観察したい部位のエコー画像を得るためには，どの位置に，どの方向でプローブをあてればよいのか」がわからず混乱することが多いと思います．そこで，「プローブの位置」と「エコー画像」の関係について覚えておきたい**3つのルール**を説明します．

プローブの上下左右がわからなくなってしまった時は，このルールを思い出してください．

ルール1：プローブのどちら側の端がエコー画面の右端にあたるのか確認する

プローブ位置とエコー像の関係を確認するには，まず図3-3-4のようにプローブの端を指で触れてみましょう．触れた部分（図3-3-4の緑丸部分）がエコー画像では白い筋の束として映ります（図3-3-4の緑枠部分）．このように，**プローブのどちら側の端がエコー画面の右端にあたるのか**を把握して走査しましょう．

ルール2：プローブを身体の正中（体幹）に対して横向きにあてた時，画面の右側が患者さんの左側になるようにする

図3-3-5のように，プローブを患者さんの身体の正中（体幹）に対して垂直，つまり横向きや斜め横向きにあてた時，**エコー画面の右側が患者さんの左側に一致**するようにします．ただし，**心臓**を観察する時だけは例外です（p.84参照）．

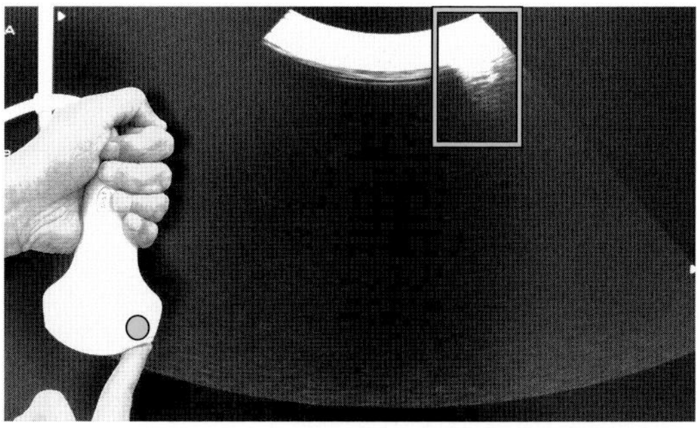

図3-3-4　プローブの方向とエコー画像の位置関係

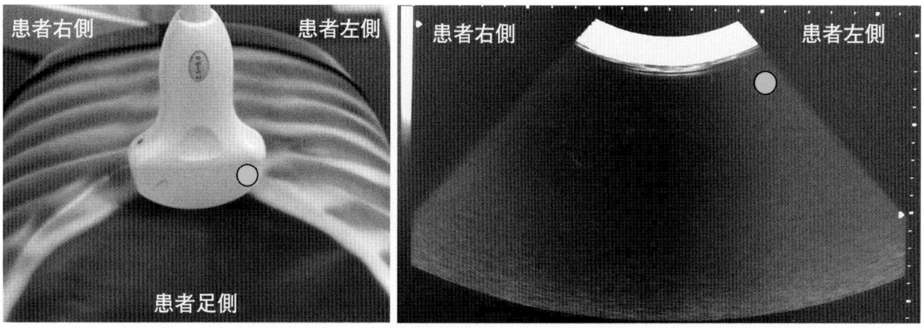

図3-3-5　プローブを患者さんの身体の正中（体幹）に対して横向きにあてた場合

ルール3：プローブを身体の正中（体幹）に対して縦向きにあてた時，画面の右側が患者さんの足側になるようにする

図3-3-6のように，プローブを患者さんの身体の正中（体幹）に対して平行，つまり縦向きにあてた時，**エコー画面の右側が患者さんの足側に一致**するようにします．ただし，**頸動脈**を観察する時だけは例外です（p. 92参照）．

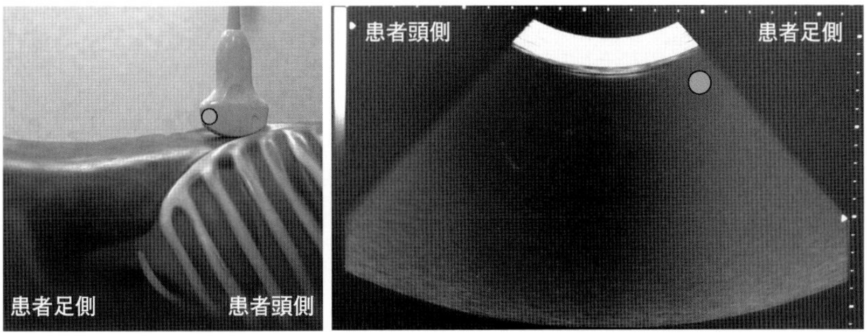

図3-3-6　**プローブを患者さんの身体の正中（体幹）に対して縦向きにあてた場合**

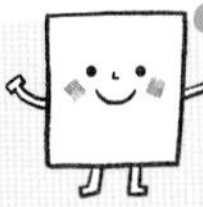

COLUMN 1

ゼリーを塗る時のポイントと注意点

ゼリーを塗る前には必ず患者さんに説明しましょう

エコーは痛みや侵襲性がない検査ではありますが，患者さんが安心して検査を受けることができるよう，ゼリーを塗る前に検査の目的や進め方を説明しましょう．

例)「これから〇〇さんのおなかの中の状態をみるために，この道具を使ってエコーを行います．痛みはまったくありませんので安心してくださいね．検査のため，おなかにまずゼリーを塗りますので，少し冷たく感じるかもしれません．検査は〇分くらいで終わりますよ」

ゼリーがなかったら，アルコールや水道水でも代用できます

ゼリーを切らしてしまった時や，災害時などで入手できない場合は，アルコール綿を絞ってゼリー代わりにしたり，水道水で代用したりすることも可能です．もちろんエコーにはゼリーがもっとも適しているので，エコーとゼリーはセットで用意するよう習慣づけておきましょう．

PART 4

患者さんの訴えの原因をエコーで探ろう！

PART 4の読み方

PART 4では，患者さんの訴えの原因として考えられる疾患や病態のなかで，ポケットエコーによる評価が有用なものを取り上げ，疾患・病態の概要やプローブのあて方，実際のエコー像を紹介しています．

腹部領域は基本的にすべて**コンベックス型プローブ**を使用しますが（p.8参照），ポケットエコーのなかには特殊なプローブ形状をもつ機種もあるため，観察部位にあわせて各社が推奨するプローブを使用しましょう．**セクタ型，リニア型を使用すべき部位については，解説のなかで明記していきます**．

本章では大～中型の検査装置，ポケットエコーを含め，さまざまな機種のエコー像を掲載しています．機種によって画面レイアウトや画質は多少異なりますが，**得られるエコー像に大きな差異はありませんのでご安心ください**．

看護師の方々の多くは，日常臨床においてエコー像を見る機会が少ないため，見慣れるまでは，エコー像を見てもどこに何が写っているのか，一目ではわかりにくいと思います．そこで，本章では以下のようにエコー像とその解説図を並べて提示しています．

さあ，この解説図を参考にして，エコー像を見る眼を鍛えていきましょう！

エコー像

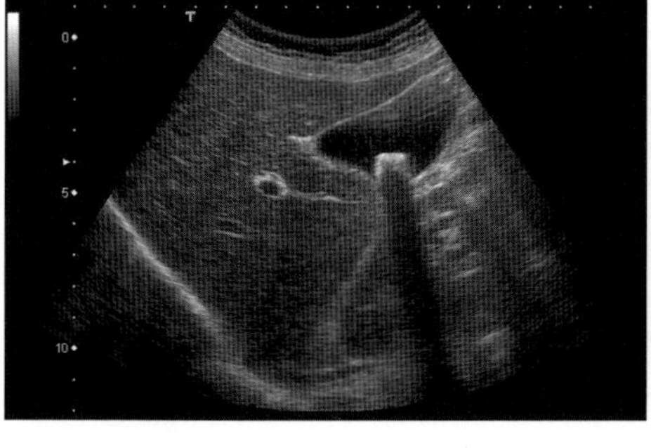

左のエコー像の解説図

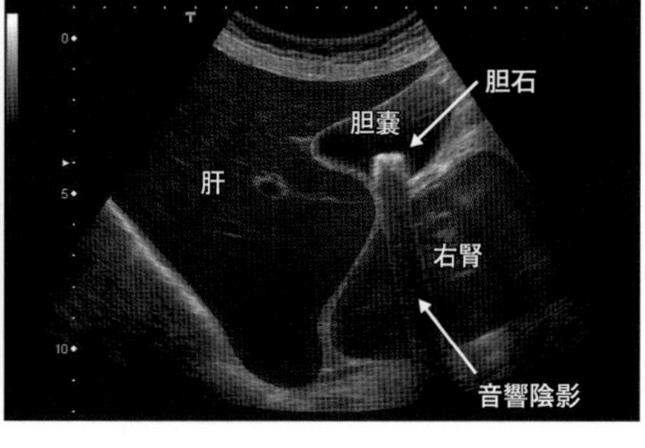

1　腹部・背部の痛みや違和感

はじめに―痛みの基礎知識

PART 4では，患者さんからの痛みや違和感の訴えに対し，エコーを活用してどのように原因を探っていくかについて詳しく解説します．各論に入る前に，まず痛みについて簡単におさらいしておきましょう．痛みには，以下のようにいくつかの種類があります．

内臓痛

消化管や胆嚢などの管腔状臓器の伸展(引き伸ばされること)，肝被膜の伸展などによって起こる痛みで，いわゆる自律神経路を介して中枢神経に伝達されて発生します．「心窩部〜臍部の範囲が痛む」というように部位が限局的でないこと，発作的な疼痛・疝痛が間歇的に起こり，さらに自律神経反射症状による悪心，嘔吐，冷汗を伴うことが多いのも特徴です．暴飲暴食，過度のストレスに曝された場合などにも発生します．

体性痛

おもに臓器や腹膜に何らかの原因で炎症(虚血)が起きた時に，管腔臓器なら潰瘍や穿孔，または臓器外傷(鈍的外傷も含む)によって，直接的に支配痛覚が刺激されて脊髄反射を介して中枢神経に伝達され発症する痛みです．限局的な鋭い痛みが持続的に継続するのが特徴で，炎症が腹膜，腸間膜，横隔膜などに著しく波及すると，反跳痛や筋性防御が出現します．

関連痛

痛みの神経支配領域によって病巣と離れた部位に出現する痛みで，「放散痛」ともいわれています．急性心筋梗塞の左上腕痛，左頸肩痛，左奥歯の痛み，急性肺炎の上腹部痛，胆石症発作の右肩痛などが代表的なものですが，そのほかにもさまざまな関連痛が存在します．

ここからは，腹部・背部の痛みや違和感を「[1] 心窩部痛」「[2] 右季肋部痛」「[3] 左季肋部痛」「[4] 左右側腹部〜腰背部痛」「[5] 左右下腹部痛」「[6] 臍部より上部全体の限局しない痛み」「[7] 臍部より下部全体の限局しない痛み」「[8] 部位を特定できない腹部全体の痛み」「[9] 部位を特定できない背部全体の痛み」に分け，それらを引き起こしている疾患・病態のなかでポケットエコーの適応となるものを取り上げ，患者さんの訴えの原因をエコーで探るための方法とポイントをお伝えします！

1　心窩部痛

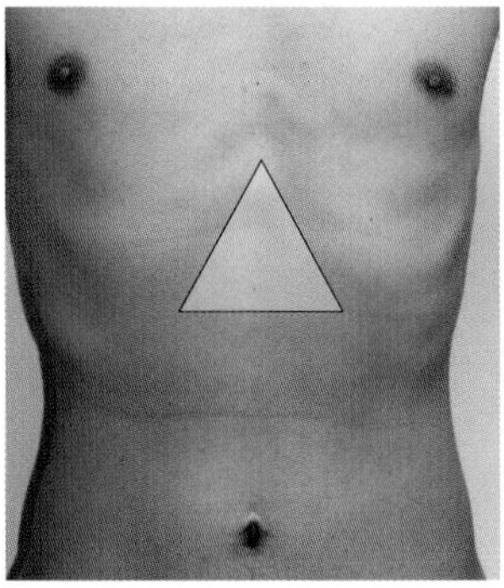

部位	剣状突起の直下から，肋弓基部の比較的狭い範囲
訴え	「鳩尾(みぞおち)が痛い」
原因	食道炎，胃潰瘍，急性胃粘膜病変，急性胆嚢炎(胆石症発作)，急性膵炎，急性虫垂炎(初期のみ)，急性心筋梗塞，腹部大動脈解離(瘤破裂)など

心窩部痛の原因となる疾患のなかで，ポケットエコーの適応となる**急性胆嚢炎**，**急性膵炎**，**腹部大動脈瘤・解離**の観察方法と所見の見方を学んでいきましょう！　なお，**急性心筋梗塞**についてはp.82～で，**急性虫垂炎**についてはp.59～で解説します．

急性胆嚢炎

どんな疾患？

急性胆嚢炎[1]は大きく次の2種類に分けられます．

胆石性急性胆嚢炎

胆石が胆嚢管や総胆管に詰まってしまい，胆嚢から胆汁排泄ができず，胆嚢内の圧力が上がってしまうことが原因で発症するもので，**急性胆嚢炎の約90％を占めます**．ただし，胆石を有する症例(胆石症)がすべて急性胆嚢炎を発症するとは限りません．

無石性急性胆嚢炎

細菌感染や胆嚢捻転などによる虚血がおもな原因であり，**胆石は存在しません**．胆嚢癌に合併した二次性胆嚢炎も無石性胆嚢炎に含まれます．

つまり，皆さんが臨床の場で遭遇する胆嚢炎のほとんどは胆石性急性胆嚢炎と思ってください．

胆嚢を観察する時のプローブの位置はここ！

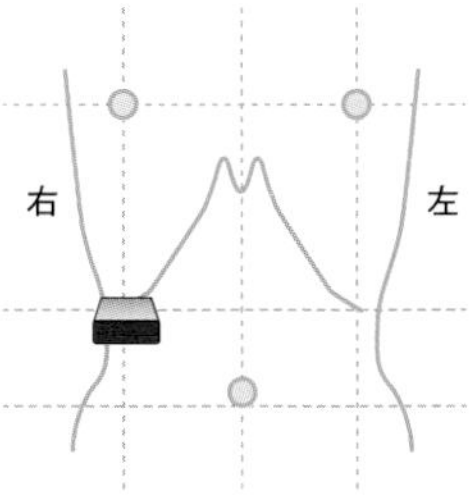

- **位置**：「右の乳頭線」と「肋骨弓下線」の交点付近
- **方向**：プローブをやや患者さんの足側に傾ける

心窩部の痛みであっても，プローブをあてるのは心窩部ではなく**右季肋部**であることに注意！

エコー像のチェックポイント

胆石性急性胆嚢炎のエコー像に特徴的な以下の所見がみられないか観察しましょう．

- □ 胆嚢内に胆石があるか
- □ 胆嚢が大きくなっているか
- □ 胆嚢の壁が層構造に見えるか
- （□ 胆嚢内にデブリス＝胆泥《たんでい》があるか）

実際のエコー像をみてみよう

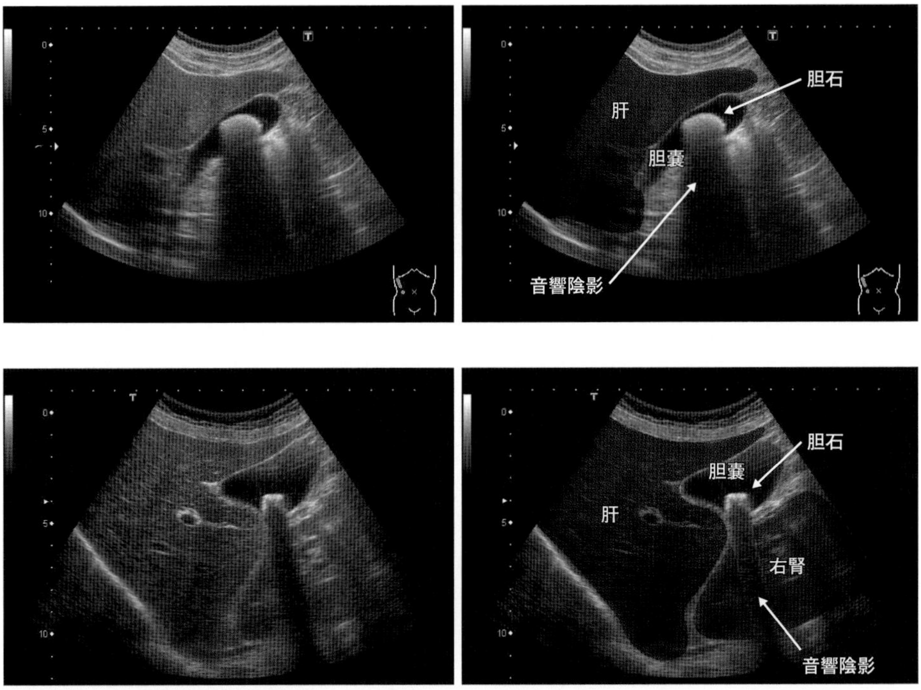

図4-1-1，2　**胆石症の典型的なエコー像**

胆石は硬く，エコーは石の表面でほとんど反射してしまい通過できない．そのため，石の後ろは黒い帯のようになっている．これを音響陰影という．

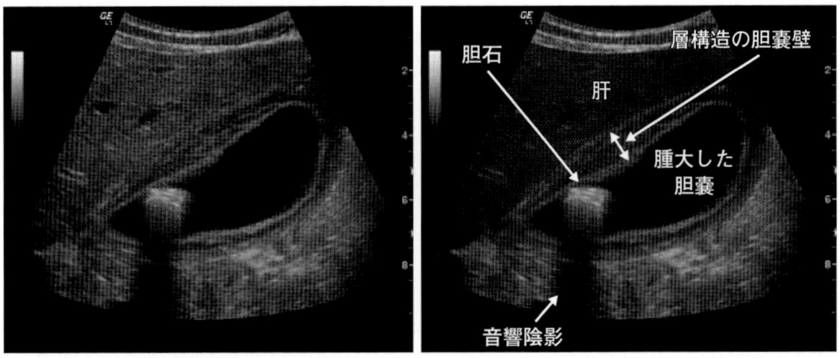

図4-1-3　**胆石性急性胆嚢炎**

胆嚢内に胆石が確認できる．胆嚢は大きくなっており，胆嚢の壁が層構造に肥厚して見える．

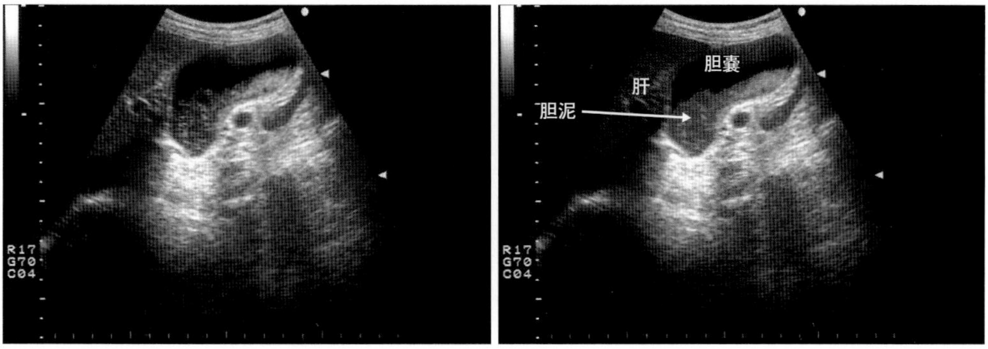

図4-1-4 胆嚢内のデブリス（胆泥）
胆嚢内のモヤモヤしたエコーがデブリス＝胆泥である．

アドバイス

胆嚢の中に石のようなものが観察できたら，その存在を伝えるだけでも医師にとって重要な情報となります．**「胆嚢の中に白い石のようなものが見えます」「胆嚢がなんだか大きく見えます」「胆嚢の中にモヤモヤしたものが積もっています」**など，特徴的な所見を端的に伝えるとよいでしょう．

「デブリス＝胆泥」は，簡単に言うと濃縮した胆汁と膿（炎症物質）が混ざった泥状・砂状の物質です．このデブリスは急性胆嚢炎のみにみられる所見ではなく，禁食患者の胆嚢内にみられることがある濃縮した胆汁や，胆砂（スラッジ）との鑑別が難しいため，補足情報として伝える程度でよいでしょう．

糖尿病の血糖コントロール入院など腹部以外の疾患で入院している患者さんの心窩部痛であっても，急性胆嚢炎が原因かもしれませんから，ポケットエコーによるベッドサイドでのアセスメントは，医師の診断の一助となるはずです．

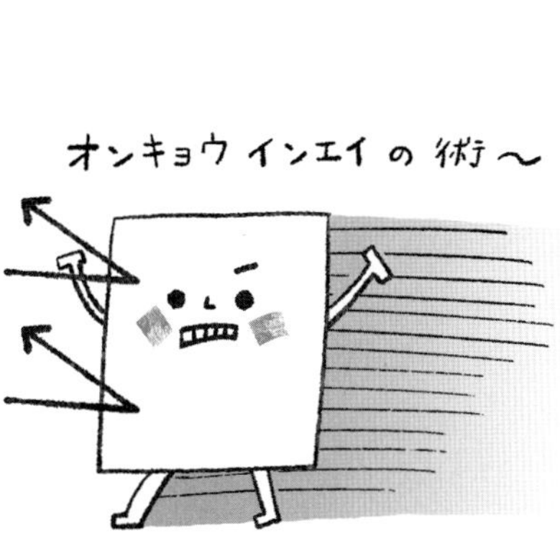

急性膵炎

どんな疾患？

急性膵炎[2]は多くの場合，激しい心窩部痛や後背部痛を伴うため，救急外来において遭遇する疾患です．別の疾患で入院されている患者さんや，在宅で病態が安定している患者さんにいきなり発症する疾患ではありません．しかし，急性膵炎の発生原因の一つには「医原性」もあるため，しっかり理解しておきましょう．

そもそも急性膵炎とは，膵液の排出先である主膵管が何らかの原因で詰まってしまうことが原因で発症します．膵実質に直接的なダメージを与えるような病態も存在しますが，**主膵管が詰まって膵液を十二指腸に排出できないことによる病態が多い**といえます．

急性膵炎のおもな発症原因は以下のとおりです．

- 胆石性（胆石が胆管と膵管の合流部まで落ちてきた場合）
- アルコール性（アルコールの作用機序には諸説あります）
- 自己免疫性
- 医原性〔内視鏡的逆行性胆管膵管造影（ERCP）後膵炎〕

いずれの原因であっても，激しい心窩部痛からその真裏の背部痛を主体とした症状に加え，嘔気嘔吐，腹満感などの訴えがあります．

膵臓（急性膵炎）を観察する時のプローブの位置はここ！

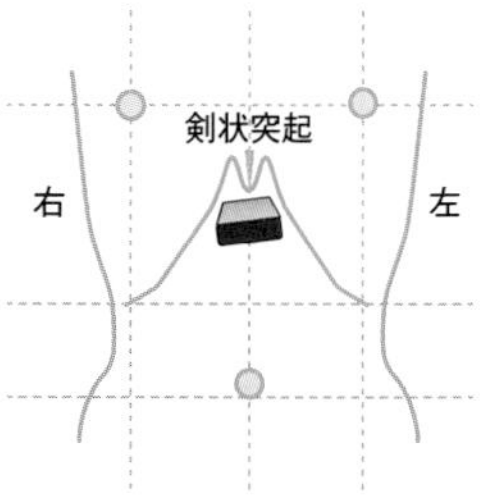

- **位置**：正中線上にある剣状突起から1～2cm下方
- **方向**：プローブの左側（患者さんの左側）がわずかに上がるよう斜めにあて，プローブをやや患者さんの足側に傾ける

エコー像のチェックポイント

急性膵炎のエコー像に特徴的な以下の所見がみられないか観察してみましょう．

□ 膵臓の中がまだらになっているように見えるか
□ 膵臓がぼってりした感じに見えるか
□ 膵臓の周りに黒いエコー（液体成分）があるか

実際のエコー像をみてみよう

急性膵炎のエコー像を，正常な膵臓のエコー像と比較してみましょう．

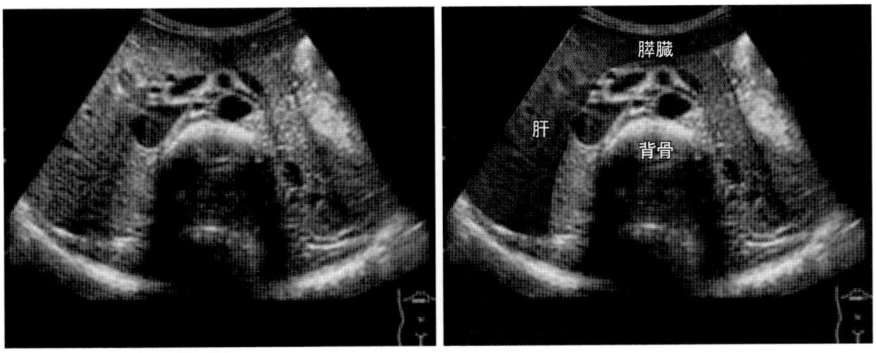

図4-1-5　**正常な膵臓のエコー像**

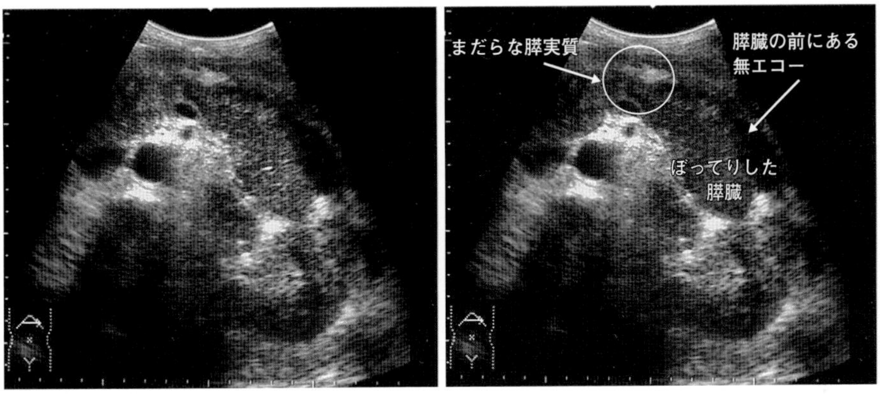

図4-1-6　**急性膵炎**

正常な膵臓（図4-1-5）と比較すると明らかにぼってりと腫れている．また，膵臓の実質に低〜高エコーのまだらになった部分が存在する．さらに膵臓の前に黒いエコー（無エコー）な領域（液体成分）がみられる．

アドバイス

「急性膵炎診療ガイドライン」[2]などでは，発症後の対応が時間単位で細かく規定されています．特に70歳以上の患者さんに発症した急性膵炎は**重症化する傾向が高く**，ICU管理下におかなくてはならないケースが少なくありません．ただし，膵臓は消化管ガスに邪魔されて**観察が難しいことが多いため**，急性膵炎の診断にはCTが必須です．膵臓はエコーの専門家であっても手強い臓器ですから，「なんとかしてエコーで膵臓をみなくては！」とはあまり考えないでください．膵臓のように，エコーで観察しづらい臓器や部位を知っておくことも大切です．

腹部大動脈瘤・腹部大動脈解離

どんな疾患？

心窩部〜背部痛を引き起こす病態のなかで，もっとも短時間で生命予後に直結するものが，腹部大動脈の解離，動脈瘤の破裂(切迫破裂も含む)といっても過言ではありません．**救急外来ではもちろん，入院中や在宅療養中の患者さんにも，いつ発症してもおかしくありません**．背景にコントロール不良な高血圧症や高度動脈硬化性疾患をもっている場合が多いのですが，動脈瘤は，その存在をこれまで指摘されず，本人も無自覚なケースが多いことも念頭においてください．

腹部大動脈解離の場合は，動脈の内膜および中膜(p.93の図**4-3-2**参照)が裂けて剥がれ落ちるので，**血管中膜が裂けた瞬間に，猛烈な痛みを訴える**ことがほとんどです(進行した糖尿病や認知症の患者さんの場合，違和感や軽い痛みしか訴えないこともあります)．さらに大動脈解離の場合は，多くの場合，解離した時点では瘤を形成していません．また，腹部大動脈瘤が破裂すると急激に発症した強い腹痛を訴えますが，血管外に血液が大量に流れ出るため，痛みの訴えがあってから短時間で「ショック徴候」が出現します．

腹部大動脈の解離，動脈瘤の破裂などを未然に防ぐために重要なことは，**どんな疾患をもつ患者さんであっても**，入院時などのアセスメントで**腹部所見をしっかりとみること**です．腹部を軽く触れれば，瘤形成の部位で**強い動脈拍動**を触知できますし，多くの場合，**血管雑音**は聴診によって聴取可能です．腹部症状がなかったとしても，腹壁から伝わる強い動脈拍動や，聴診で血管雑音が聴取された場合は，迷わずポケットエコーを使ってその部分の腹部大動脈を確認してみましょう！　既往歴にはいっさい記されていなかった腹部大動脈瘤をチェックアップできるかもしれません．

仮に，腹部大動脈瘤が発見された場合，その瘤のサイズによっては緊急手術に準じる対応が必要となり，原疾患より優先されるケースがあります．**ただちに医師に報告して**確認してもらいましょう．

なお，本書では“胸部”の大動脈瘤や解離は扱いません．これらは，エコーに熟練した超音波検査士や医師であってもエコーだけでは判断が困難な場合が多いからです．

腹部大動脈を観察する時のプローブの位置はここ！

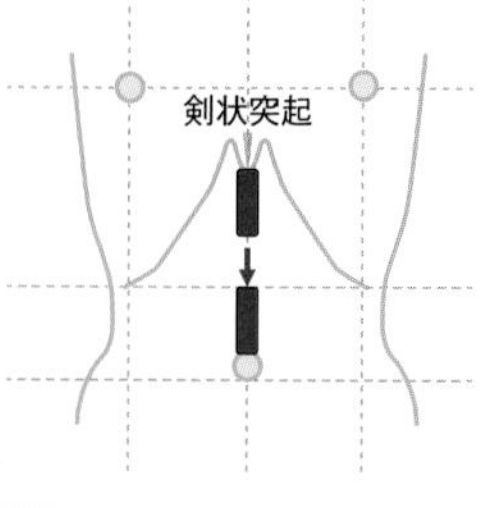

- **位置**：正中線に沿って心窩部に縦方向であてる．剣状突起の真下から，臍部(へそ)までを縦にスキャンする
- **方向**：プローブは倒さず，垂直を保つ

エコー像のチェックポイント

腹部大動脈瘤・腹部大動脈解離のエコー像に特徴的な以下の所見がみられないか観察してみましょう．

＜腹部大動脈瘤＞

□ 大動脈が部分的に丸く膨らんでいるような像がみられるか

□ 大動脈瘤の中に，血管壁に付着した血栓像がみられるか

□ 大動脈の蛇行がみられるか

大動脈の部分的に丸く膨らんだ像がもっとも重要な所見です．それ以外の２つ（血栓像と大動脈の蛇行）は観察されないこともあります．

＜腹部大動脈解離＞

□ 動脈内にヒラヒラと動く膜（裂けた動脈壁）のようなものがみられるか

腹部大動脈解離の多くは瘤（部分的に丸く膨らんだ像）は形成されていません．

実際のエコー像をみてみよう

腹部大動脈瘤・解離のエコー像を正常像と比較しましょう．

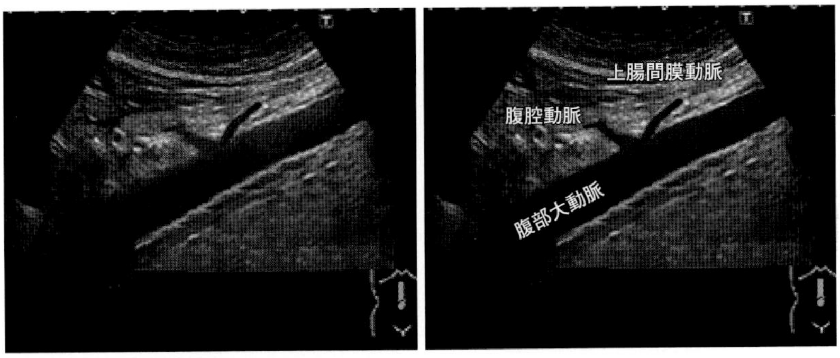

図4-1-7　**正常な腹部大動脈のエコー像**

腹腔動脈と上腸間膜動脈より足側（画像の右側）が腹部大動脈瘤の好発部位となる．

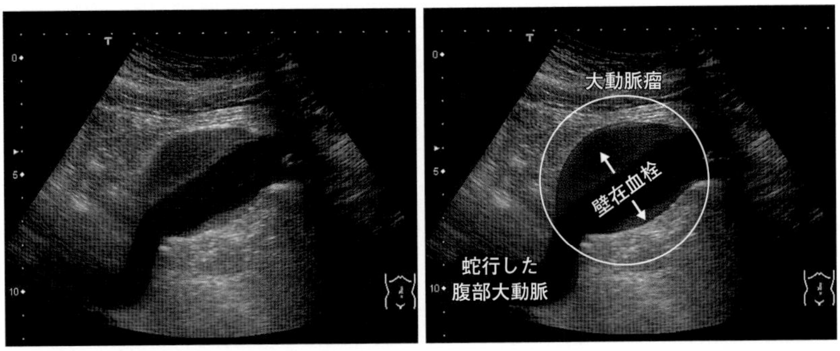

図4-1-8　**腹部大動脈瘤のエコー像**

蛇行した腹部大動脈の一部が丸く膨らんだ形状をしており，その瘤部分の血管壁に血栓（壁在血栓という）の付着が観察される．

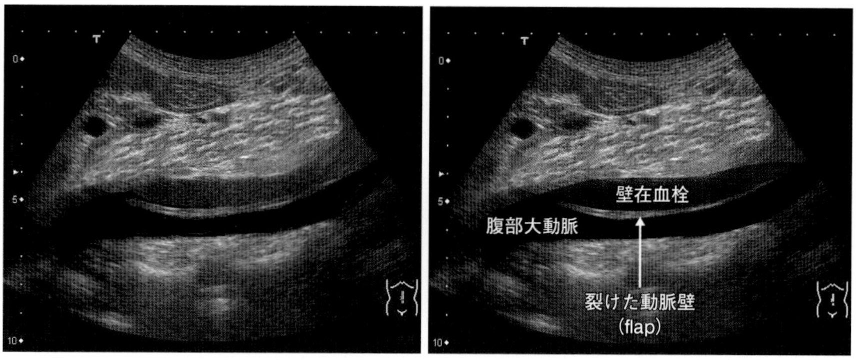

図4-1-9　**腹部大動脈解離のエコー像**

腹部大動脈の頭側に，裂けた動脈壁(flapともいう)が確認できる．裂けた膜と動脈壁の間には血栓の形成が認められる．裂けた断端と血栓との間には黒い線状の薄い隙間があり，裂けた膜は拍動に合わせてひらひらと動く．

アドバイス

腹部大動脈瘤は最大径4cmをこえると破裂の可能性が一気に高くなります．エコーで腹部大動脈瘤らしきものを発見した場合は，**膨らんだ部分，つまり瘤部分の最大径を計測**して，その情報も合わせて医師に報告すると，医師が緊急性の判断を行うための一助になりますので，可能なら計測しましょう．

また，腹部大動脈解離でみられる，裂けた動脈壁(動脈内のひらひらと動く膜のようなもの)の断端は必ず頭側方向に出現します(図4-1-10a)．足側方向に断端がある場合は，裂けた膜が流れてくる血流の圧力で血管壁に押し付けられるため，解離した壁の断端がひらひらと動くことはありません(図4-1-10b)．対して頭側方向に断端がある場合は，剥がれた壁の内側に血流が流れ込み，さらに解離を広げていきます．そして，剥がれた膜と血管壁との間に血栓を形成したり，剥がれた膜が血管内でひらひらと拍動に合わせて動いたりするのです．

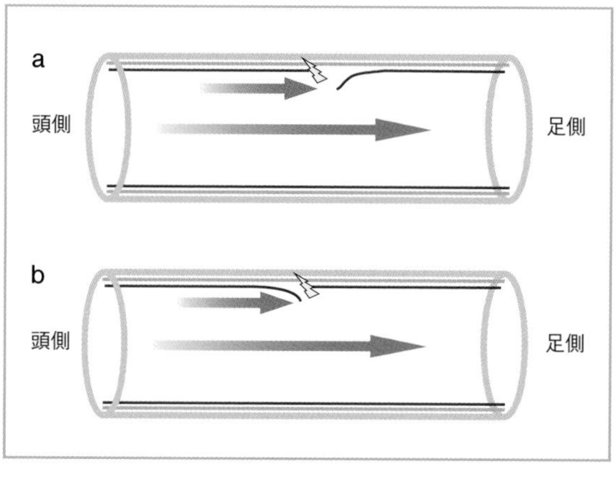

図4-1-10　**腹部大動脈解離で裂けた動脈壁断端の出現**

腹部大動脈解離で裂けた動脈壁(ひらひらと動く膜状のもの)の断端は必ず頭側方向に出現する(a)．剥がれた壁の内側に血流が流れ込み，さらに解離を広げるためである．足側方向に断端がある場合(b)は，血流の圧力によって裂けた膜が血管壁に押し付けられるため，解離した壁の断端がひらひらと動くことはない．

2　右季肋部痛

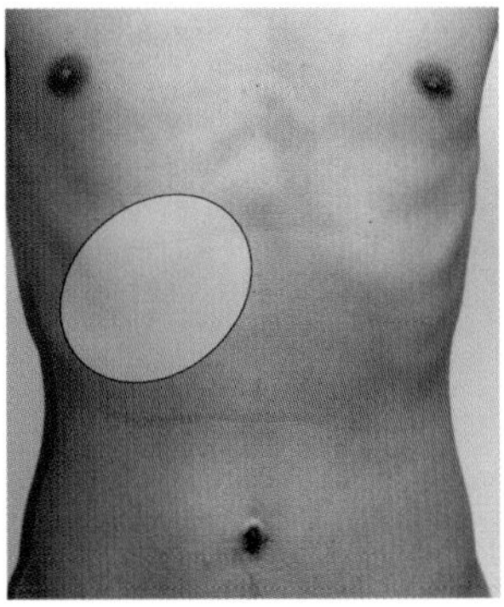

部位	右肋骨弓の上下
訴え	「右の脇腹が痛い」 腹部・背部の痛みにおいて，心窩部に続いて訴えが多い
原因	急性胆嚢炎（胆石発作；p.31参照），急性胆管炎，総胆管結石（胆嚢管への胆石嵌頓），肝腫瘍（肝腫瘍による肝被膜刺激や破裂），肝膿瘍，十二指腸潰瘍など

右季肋部痛の原因となる疾患のなかで，ポケットエコーの適応となる**総胆管結石**，**肝腫瘍**，**肝膿瘍**および**モリソン窩への液体貯留像**の観察方法と所見の見方を学んでいきましょう！

（急性胆嚢炎についてはp.31参照のこと）

総胆管結石

どんな疾患？

総胆管とは，肝臓から出てくる肝管（肝内胆管）と胆嚢から出てくる胆嚢管の合流部から下流を指します．また，**結石**は胆道系（胆汁の通り道＋胆嚢）のどこに存在しているかによって名称や症状，病態が異なります（図4-1-11）．

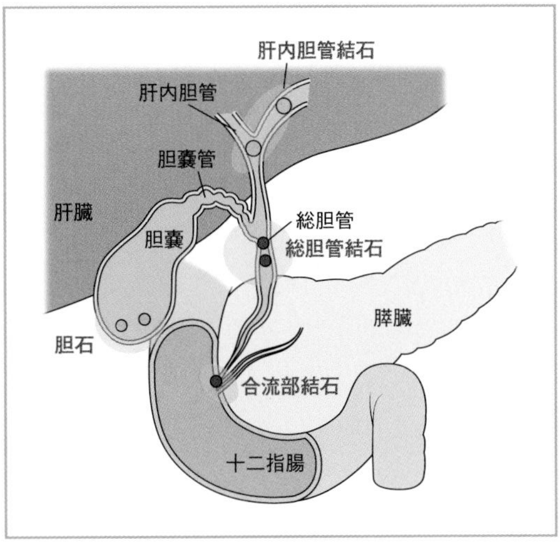

図4-1-11　**胆道系の各種結石**

胆石(胆石症)

胆嚢内に存在する結石です．結石が胆嚢頸部や胆嚢管に嵌頓しない限り，基本的には**無症状**です．胆石をもっていても，生涯にわたって疼痛発作を起こさない患者さんは多く，過去には胆石を胆嚢癌の発癌リスクとする仮説もありましたが，現在では否定されています．

肝内胆管結石

胆嚢よりも上流の肝管(肝内胆管＋肝外胆管)に存在する結石です．胆石同様，**疼痛発作を起こすことはありませんが**，胆汁うっ滞による**肝機能障害**や，肝静脈内へ胆汁が流れ込むことによる**黄疸**がみられる場合があります．

総胆管結石・合流部結石

肝管と胆嚢管合流部より下流の**総胆管**に存在する結石であり，前述の胆石や肝内胆管結石とは病態が大きく異なります．まず，上流からの胆汁がうっ滞することで胆嚢が緊満して，急性胆嚢炎症状として**心窩部痛や右季肋部痛が発生**し，さらに胆汁うっ滞により**肝機能障害**が併発し，**黄疸**もみられます．もし，結石の詰まった場所が総胆管の最下流の**胆管膵管合流部結石**である場合は，**急性膵炎**の発症も加わります．つまり，胆道系の結石でもっとも強い症状や生命予後を左右する病態を併発するのが**総胆管結石**なのです．

総胆管を観察する時のプローブの位置はここ！

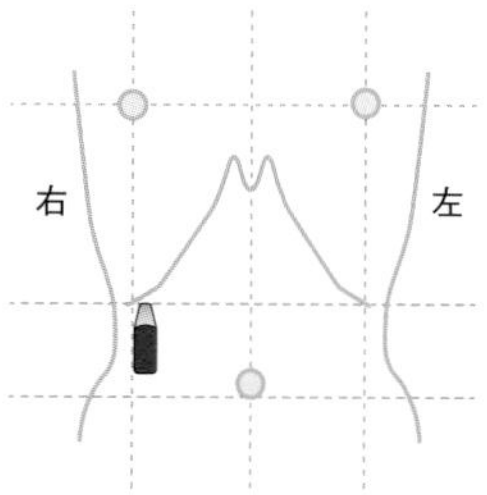

- **位置**：プローブの頭側の端が「右の乳頭線」と「肋骨弓下線」の交点にくるように縦にあて，そこから指１本分正中寄りにずらす
- **方向**：プローブをやや患者さんの足側に傾ける

実際のエコー像をみてみよう

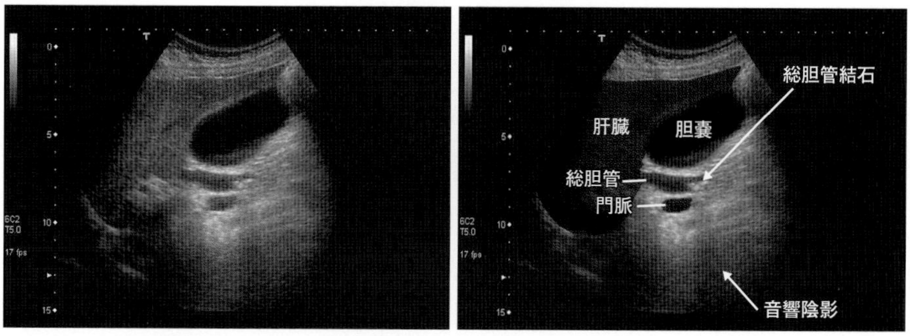

図4-1-12　総胆管結石のエコー像の一例
胆嚢のすぐ下に観察される総胆管の中に２個の結石を認める．結石の後方には，胆石の場合と同様，音響陰影がみられる．

アドバイス

総胆管の走行や太さは人によって異なり，さらに消化管ガスの影響を強く受けてしまうため，超音波検査士や医師でも**総胆管結石の描出は難しく**，最終的にはCTやMRI（MRCP）に頼ることが少なくありません．ですから，救急外来，入院，在宅などいずれの場面でも，「総胆管結石が見えたらラッキー！」くらいに考えてください．エコーでの観察に時間をかけるより，**患者さんの訴えや腹部所見をしっかりとアセスメントし，医師に迅速に報告することが大切**です．生化学や血算などの検査データのほうがエコーより参考になることが多いでしょう．

肝腫瘍

どんな疾患？

肝腫瘍[3]（肝臓の腫瘍性病変）は，良性腫瘍（肝血管腫が代表的）と悪性腫瘍（原発性と転移性がある）に分けられることは周知のとおりです．**肝臓内に腫瘍があっても，右季肋部痛を訴えることは少ない**のですが，肝腫瘍が肝表面に近いところに存在し，肝被膜（肝臓の表面を包んでいる膜）に浸潤したり，肝臓表面に大きく突出して，肝被膜を伸展させるような状況になると疼痛が発生します．また，肝臓内に多発した腫瘍によって肝臓が腫大した場合も，右季肋部に違和感，鈍痛，疼痛などを訴えるケースがあります．右季肋部痛の原因となる肝腫瘍には，以下のような3つの特徴があるといえます．もちろん，多くは悪性腫瘍（原発性・転移性）の場合です．

- **多発している**
- **肝表面（＝肝被膜）の直下にある**
- **肝表面から大きく突出している**

右季肋部痛を伴う肝腫瘍のもっとも重要な点[4]は，腫瘍が破裂して，腹腔内に大量の出血を起こすことによって**出血性ショック**に陥るおそれがあるということです．肝腫瘍の詳細な評価はできなくても，**腫瘍破裂のリスクがあることをポケットエコーで把握できれば，適切なリスク管理を行うことができます**．患者さんの苦痛をできるかぎり軽減し，急激な状態変化を回避することは私たち医療者の使命であり，ポケットエコーはこの使命を果たしていくうえで心強い味方となるのです（p. 47 **COLUMN 2**参照）．

肝右葉の肝腫瘍・肝膿瘍を観察する時のプローブの位置はここ！

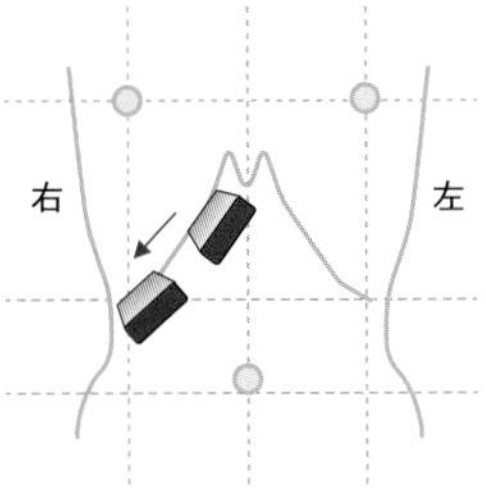

- **位置**：右の肋骨弓下縁に沿って，心窩部から右側腹部へとプローブを移動させながら観察する
- **方向**：プローブを患者さんの足側に傾ける

肝左葉（特に左葉外側区）に孤立性転移腫瘍や肝膿瘍が発生することはまれなため，肝右葉を中心に観察します．

実際のエコー像をみてみよう

転移性肝癌のエコー像は原発巣によって多彩な像を呈し，さらに原発性肝癌のエコー像を加えるとさらに複雑になるため**悪性の肝腫瘍に典型的なエコー像はありません**が，いくつかの例を紹介します．

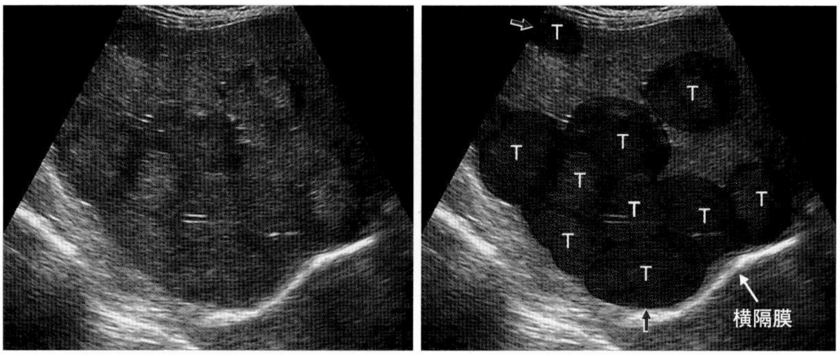

図4-1-13 **肝腫瘍（大腸癌の肝転移）**
ボコボコとした腫瘍のようなものが確認できる．
T：腫瘍，転移巣（tumor），赤矢印：肝被膜（肝臓の表面）から突出している像．

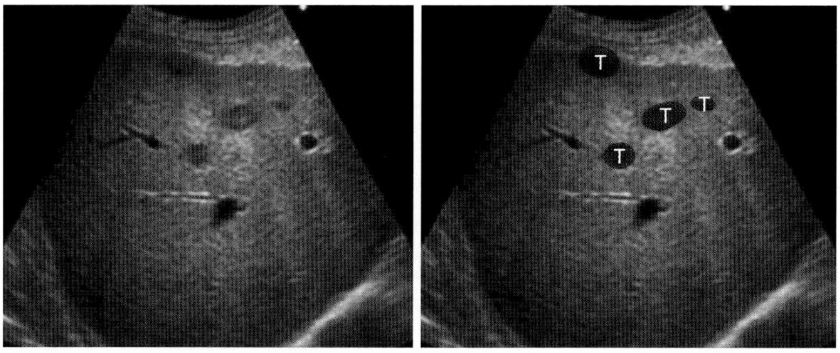

図4-1-14 **肝腫瘍（乳癌の肝転移）**
腫瘍は図4-1-13に比べると小さな円～楕円形であり，肝臓よりエコーの強さが低い（低エコー）の部分が点在している．このような低エコーがポツポツと見えるのも転移性肝癌の特徴である．ただし，肝細胞癌（原発性肝癌）の多中心性発癌でも似たような像がみられる．

肝膿瘍

どんな疾患？

肝膿瘍《かんのうよう》（肝臓にできた膿瘍）は，肝臓内部に膿瘍を形成します．**嚢胞**《のうほう》**と間違えないように注意しましょう**．

膿が形成されるということは，限局的ではありますがその部分の肝臓に炎症が起き，場合によっては隣接する肝被膜にも炎症が波及するので，該当部位に痛みが発生します．肝膿瘍には次の2種類があります．

細菌性肝膿瘍(胆道感染症)

腸管から細菌が逆行し，肝臓で定着して起きるものです．**急性胆嚢炎や胆管炎に合併するものが大半**で，胆道系に問題がないにもかかわらず発症するケースはほとんどありません．

アメーバ性肝膿瘍(赤痢アメーバ)

不衛生な水や食事から経口的に摂取した**赤痢アメーバが腸管から門脈を経由して肝臓に定着すること**による発症や，**男性同性愛者の性感染症**による発症がよく知られています．日常の臨床現場では，すでに診断がつき治療が開始されている場合がほとんどであり，**入院・在宅の患者さんにおいていきなり遭遇することはまれな疾患**だと思ってください．

エコー像のチェックポイント

肝膿瘍は急性期と回復期でエコー像が大きく異なりますが，ここでは**急性期の肝膿瘍のチェックポイント**を紹介します．

- □ **膿瘍の輪郭がぼやけているか**
- □ **膿瘍の内部に無エコー（黒いエコー）または低エコー（やや灰色がかったエコー）が不均一に分布しているか**
- □ **膿瘍が円形，楕円形，四角形，三角形など不定形を呈しているか**

実際のエコー像をみてみよう

肝膿瘍をみる時のプローブ位置は，前項目(p.41)に示したとおりです．

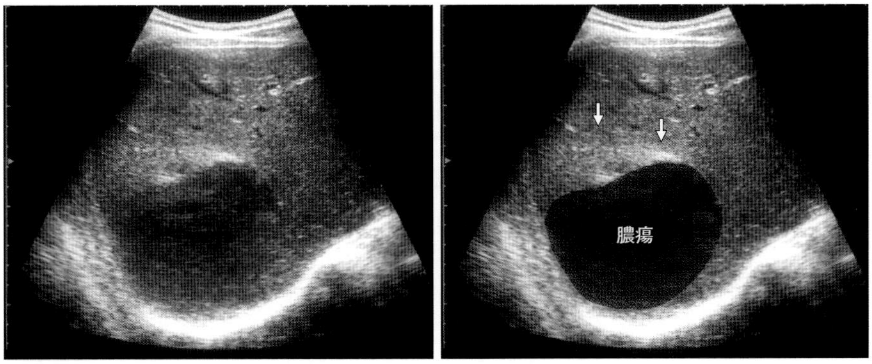

図4-1-15　**肝膿瘍**

右の解説図では膿瘍の辺縁を明確にしているが，エコー像(左図)では膿瘍の右側の境界部分が不鮮明で，輪郭を正確に追うことは困難である．膿瘍の形状は円形でも楕円形でもなく，円形の一部を押しつぶしたような形である．右図では膿の部分に色をつけているが，膿瘍上部にある「明るいエコー」の部分(白矢印)はすでに線維化した肉芽形成と考えられ，ここも厳密には膿瘍の一部といえるかもしれない．

モリソン窩の液体貯留

モリソン窩の液体貯留は何を意味しているの？

モリソン窩とは，**肝右葉の下面と右腎臓の間にある空間**を指します．腹腔内にはモリソン窩以外にも，**右傍結腸溝**，**左・右横隔膜下腔**，**ダグラス窩**，**ウィンスロー孔**など多くの空間が存在します（おもに術後ドレーンの挿入部分として知られています，図4-1-16）．

こうした腹腔内の空間のなかでも，**モリソン窩はエコーで非常に明瞭に描出されます**．さらに，横隔膜よりも下，臍よりも上に炎症起点あるいは主病巣が存在する場合，上腹部術後の各種漏れが発生した場合に，**比較的早い段階でモリソン窩に液体の貯留を認めます**．

したがって腹痛がある患者さんに対し，ポケットエコーによってモリソン窩への液体貯留の有無を確認して結果を医師に伝えるだけでも，とても有用な情報になります．内科系では，外科へのコンサルトのタイミングをはずさないために重要な情報です．外科の術後では，ドレーンからの排液や出血が確認されなかったとしても，腹痛とモリソン窩の液体貯留を認めた場合，医師に確認してもらうことが重要です．

ただし，すでに腹水の貯留が確認されている患者さんの場合は，モリソン窩に腹水が溜まっているのは当然であるため，過剰に反応する必要はありません．

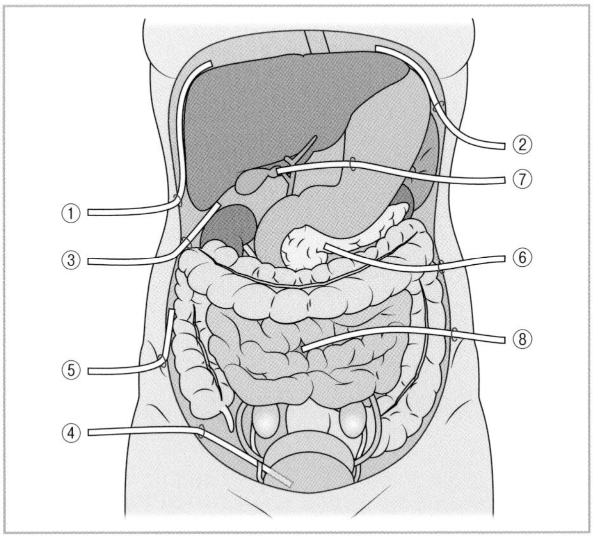

図4-1-16　体液が貯留しやすい部位

①右横隔膜下腔，②左横隔膜下腔，③モリソン窩，④ダグラス窩，⑤右傍結腸溝，⑥網嚢腔，⑦ウィンスロー孔，⑧小腸間膜．

モリソン窩を観察する時のプローブの位置はここ！

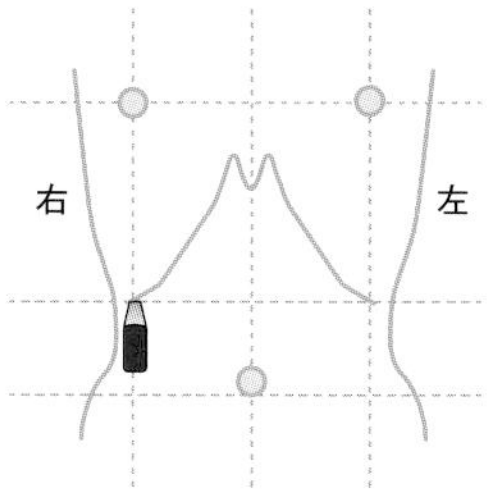

- **位置**：「右の乳頭線」と「肋骨弓下線」の交点にプローブの頭側の端がくるよう縦にあてる
- **方向**：プローブをやや患者さんの足側に傾ける

実際のエコー像をみてみよう

モリソン窩の液体貯留のエコー像を正常像と比較しましょう．

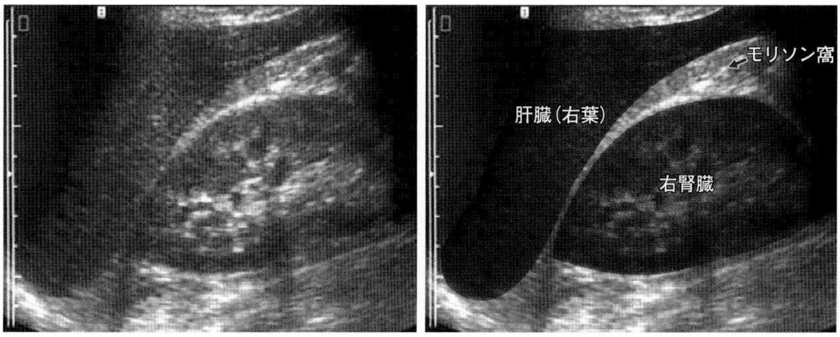

図4-1-17　**液体貯留などがないモリソン窩**

モリソン窩は肝臓の右葉下面と右腎臓の間に存在する空間であるため，エコー上では，真っ白な線状またはくさび型の像が見えるのみである．真っ白に見えるということは液体成分や血液ではないことを意味している．

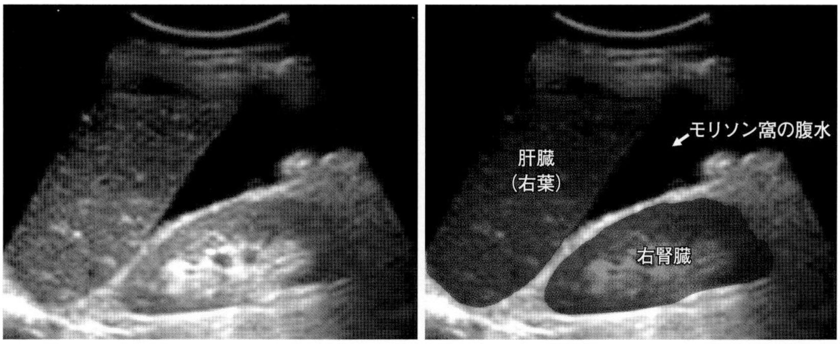

図4-1-18　**腹水が貯留しているモリソン窩**

肝臓と右腎臓の間に，大きなくさび状の黒いエコーが存在する．これはモリソン窩に液体成分が貯留していることを示す．黒いエコーの部分が本例より少ない場合もあるが，正常であればこの部位に黒いエコーは存在しない．このようにモリソン窩が黒く見えた場合は医師に報告して確認を依頼する．

アドバイス

DPC（診断群分類包括評価）によって，クリニカルパスの運用が日常となり，そのなかに「腹痛時はジクロフェナクナトリウム＝ボルタレン50mg坐薬にて経過観察」と書かれているクリニカルパスをさまざまな病院でみかけます．腹痛時に，患者さんの状態を観察することは当然ですが，ポケットエコーでモリソン窩を観察し，その情報を追加してみましょう．たとえば，こんなふうにその後の対応が変わります．

看護師：「先生，○○さんが朝7時頃から右季肋部痛を訴えています．ドレーンクリアで，腹部所見にも乏しいのですが，**ポケットエコーでモリソン窩に黒く見える空間があります**．クリニカルパスどおり，ボルタレン50mgを坐薬投与で様子をみますか？」

医　師：「モリソン窩に溜《たま》りがあるのか．じゃあ，ちょっと診にいくよ」

たとえ，この患者さんに大事がなくとも，日頃から医師とこのような会話ができていれば，あなたの一言が重要な情報となって患者さんの急変を回避できる日がきっとくるはずです．

エビデンスに基づいて適切な情報発信や対応ができる看護の在り方が今後さらに重要になってくると考えます．

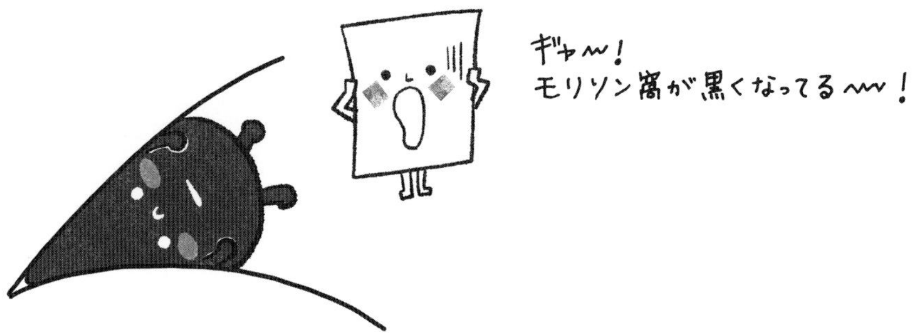

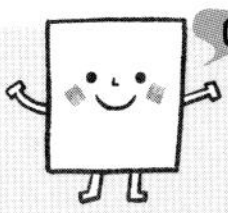

COLUMN 2

蘇生措置拒否（DNR）の患者さんのリスク管理

ここで，担癌状態（乳癌や大腸癌のステージⅣを想定してください）で，肝転移がある患者Aさんのリスク管理について考えてみましょう．

Aさんは積極的治療を望んでおらず，DNR（do not resuscitation＝蘇生措置拒否）の意思を示されており，緩和ケア病棟で療養中です．あなたがAさんを担当したら，原発巣の状況，肝臓や多臓器への転移，疼痛などに対し，看護学的な知識・技術を総動員してAさんの終末期医療（人生の最終段階における医療）・看護に臨んでいくことでしょう．

ある日，Aさんが右季肋部痛を訴えたためポケットエコーで観察したところ，肝腫瘍に特徴的な所見が観察されました．医師に報告し，肝腫瘍による右季肋部痛と診断されました．Aさんは肝腫瘍の破裂による出血性ショックがいつ起きてもおかしくないことが判明したため，リスク管理が必要との判断となりました．

このような症例を紹介すると，臨床の看護師さんからまれに以下のような言葉が返ってくることがあります．

「でも，この方はDNRの患者さんですよね．リスク管理は必要なんでしょうか」

DNRは患者さん（あるいはご家族）の意思に従って，「心肺停止状態になった時には積極的蘇生措置は施さない」ことであり，**「心肺停止状態にならないようにリスク管理をしっかりと実施する必要はない」という意味では，決してありません**．

痛み，不安，恐怖を少しでも軽減して，**急激な状態変化を回避していくように努めることが**，急性期，慢性期，終末期，入院，在宅のすべてに共通する私たち医療人の使命です．患者さんがDNRの意思を示されているか否かはまったく関係ありません．

3 左季肋部痛

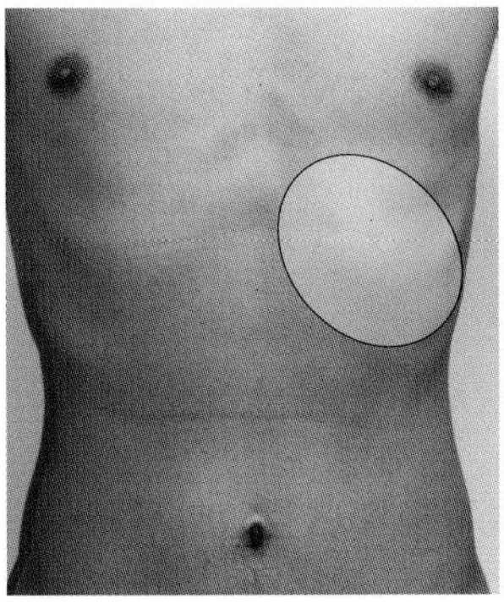

部位	左肋骨弓の上下
訴え	「左の脇腹が痛い」 心窩部痛（p.31～）や右季肋部痛（p.39～）に比べて発生頻度は低いといわれている
原因	急性膵炎（p.34～），膵腫瘍，脾臓に由来する病態（脾腫），胃潰瘍，急性胃粘膜下病変，十二指腸潰瘍など

左季肋部痛の原因となる疾患のうち，ポケットエコーによるアセスメントの適応となる**膵腫瘍**と，脾臓に由来する病態のなかでもっとも頻度が高い**脾腫**の観察方法と所見の見方を学んでいきましょう！

なお，脾臓に関しては，救急医療現場においては脾梗塞や脾破裂などに遭遇することもありますが，一般臨床や在宅看護の分野ではまれですから取り上げません．また，ポケットエコーは消化管のアセスメントには不向きなため対象外としているので，胃潰瘍，急性胃粘膜下病変，十二指腸潰瘍などについてもここでは言及しません．

膵腫瘍

どんな疾患？

膵臓は，外分泌（膵液の産生）と内分泌（インスリンやグルカゴンの分泌）を行う臓器であることは周知のとおりです．膵臓に発生する腫瘍には良性・悪性があることに加え，外分泌にかかわる組織に由来する腫瘍と，内分泌にかかわる組織に由来する腫瘍が存在，または混在します．そのため，エコーをはじめとする画像検査で質的な評価をするのはとても困難であり，ポケットエコーによる観察においても，**「膵臓に腫瘍らしきものがある」と評価できれば十分**です．

膵腫瘍[4)]がみられる患者の多くは，おそらくすでに膵癌の診断がついていて，その手術目的で入院中の方，良性・悪性の鑑別診断目的で入院中の方でしょう．たとえば，「慢性心不全の急性増悪」で入院してきた患者さんの入院中に，膵癌をはじめとする膵腫瘍が偶然見つかるというケースはきわめてまれだと思います．しかし，膵腫瘍に伴う左季肋部痛を訴える患者さんに遭遇する可能性はありますので，ここでは**膵癌**のエコー像を中心に解説します．

膵臓を観察する時のプローブの位置はここ！

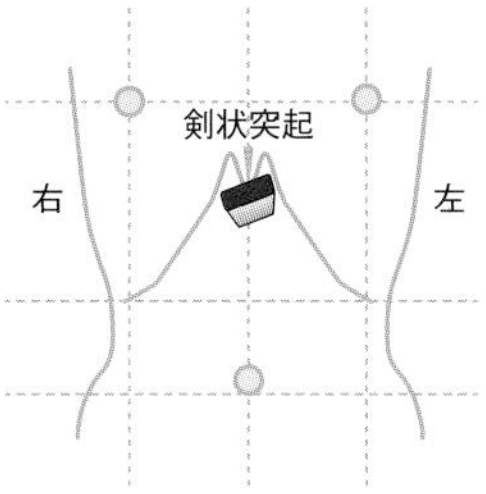

- **位置**：正中線の心窩部の剣状突起より1～2cm下にあてる．プローブは真横ではなく，プローブの左側(患者さんの左側)をやや斜めに上げる
- **方向**：プローブをやや患者さんの頭側に傾ける

実際のエコー像をみてみよう

膵癌のエコー像は多様であり典型的な特徴はありませんが，いくつかの例を示します．

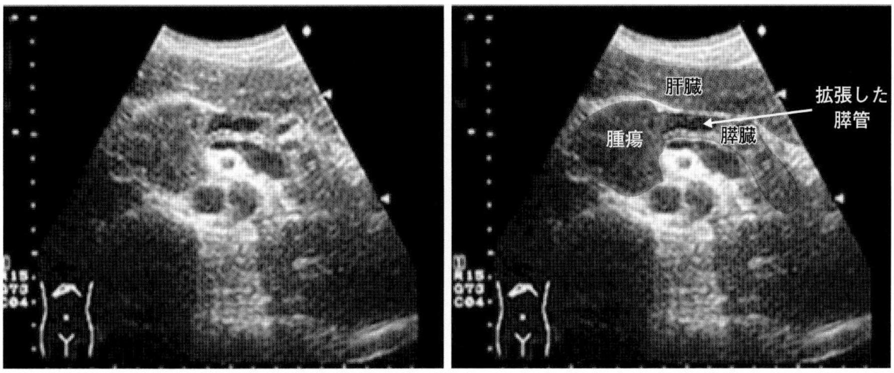

図4-1-19　**膵癌の典型的なエコー像(膵頭部癌)**

膵頭部にボコボコとした塊がみられ，その腫瘍の後に拡張した膵管が確認される．膵頭部にできた腫瘍は，膵管と総胆管の合流部が腫瘍により圧迫されることで胆汁の排出が滞り，黄疸が早期に出現する場合が多い．また，膵液の排出障害や逆流によって急性膵炎を合併することもある．

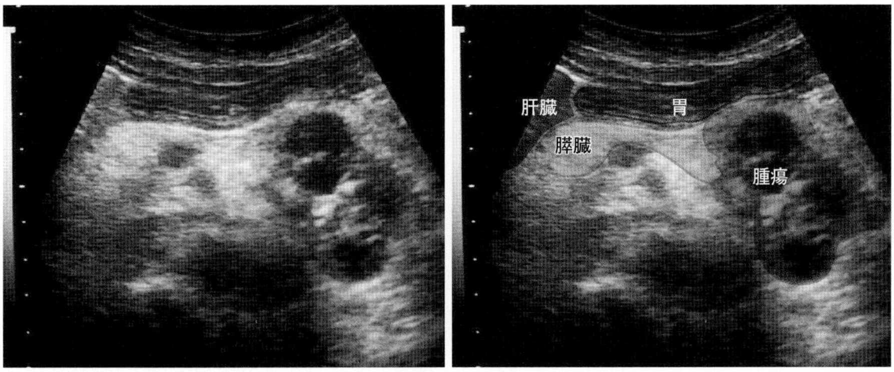

図4-1-20　**膵癌の典型的なエコー像(膵尾部癌)**

図4-1-19同様，膵臓の輪郭から突出したボコボコとした塊がみられる．膵頭部にできた腫瘍に対して，膵尾部にできた腫瘍では黄疸の出現や急性膵炎の合併はほとんどみられない．

アドバイス

膵頭部癌（図4-1-19）**は，疼痛よりも先に黄疸が出現**したり，腫瘍自体による痛みよりも，**急性膵炎の合併（二次性急性膵炎ともいう）による痛みが強く出現**します．一方，**膵尾部癌**（図4-1-20）**は黄疸の出現や急性膵炎の合併はほとんどみられず**，むしろ**膵臓の背側にある神経が集中している部分や近接臓器への浸潤により，痛みが発生**します．

膵臓の腫瘍は，良性か悪性かによって進行していく病態か否かが変わるばかりでなく，このように発生部位によっても出現する症状が大きく異なります．そのため，エコー像もきわめて多様ですが，左季肋部痛を訴える患者さんへのポケットエコーで**「膵臓に何かある！」，あるいは「正常像とは明らかに違うような気がする」と思ったら，医師に報告して確認してもらいましょう．**

脾　腫

どんな疾患？

左季肋部痛の原因となりうる脾臓由来の病態には以下のようなものがあります．

脾梗塞

血液疾患などに合併することがありますが，特発性（原因が不明）の場合がほとんどです．左季肋部～左背部に抜けるような，比較的激しい痛みを訴えることが多いのですが，一般の臨床現場で遭遇することはきわめてまれです（血液内科等の病棟では遭遇する可能性があります）．

脾破裂

基本的に鈍的外傷（交通事故・転落転倒事故など）の際に発生するもので，救急外来，ER（救急救命），事故現場や災害現場（DMATの活動分野）ではきわめて重要な病態になりますが，ベッド上安静の患者さんに突然発症するようなものではありません．ただし，血液疾患（血液がん）のなかには，病的脾臓破裂を起こすケースも報告されています．

脾臓の腫瘍

代表的なものとして，血液がんの脾臓播種，脾臓原発の網内系腫瘍，転移性脾腫瘍などがあります．もちろん良性疾患として血管腫や結核腫（正確には腫瘍ではありません）などもありますが，いずれも特定の診療科（血液内科）での遭遇がほとんどで，やはりまれな病態であるといってよいと思います．

脾腫

まさに「脾臓が腫大」した状態を示します．脾臓の大きさの評価にはいくつかの指標がありますが，**脾臓の長径が10cm以内であれば「極端な脾腫はない」**といってよいでしょう．

脾腫[5]**には大きく下記の3つの原因**が存在します．他にも原因となる疾患や病態はありますが，本書では臨床において遭遇する可能性が高い原因に絞ります．

①門脈圧亢進症：門脈圧亢進症による脾腫は，肝臓に慢性疾患（慢性肝炎や肝硬変など）が存在し，肝臓の線維化が強く起こることで門脈内圧，脾静脈内圧が上昇し脾臓が腫大します．た

だし，Banti（バンチ）症候群とよばれる特発性のものもあります．

②**ウイルス感染症**：ウイルス感染症による脾腫の代表としては，EBウイルスによる「伝染性単核球症」が有名です．B型・C型肝炎ウイルスを原因とする慢性肝炎や肝硬変によって起こる脾腫もありますが，発生機序は前述の「門脈圧亢進症」と同様です．また，細菌，寄生虫感染などによって脾腫をきたすこともあります．

③**血液疾患**：血液疾患において脾腫を認めるケースが非常に多いことが知られています．そもそも脾臓は網内系（正確には細網内皮系といいます）とよばれる構造を有する臓器です．網内系とは貪食細胞などが多数存在する網目のような構造をした組織で，外からの異物や内部で破壊されたクズを除去する強力なフィルター機能をもっています．リンパ節，扁桃，脾臓，肝臓などが代表としてあげられますが，血液疾患のように全身に病的細胞が循環するような場合，リンパ節や脾臓にそれらが取り込まれて腫大を起こすといわれています．

いずれの原因であっても，脾腫が存在すると周囲の他臓器を圧迫するため，違和感，圧迫感，痛みなどが発生します．

脾臓を観察する時のプローブの位置はここ！

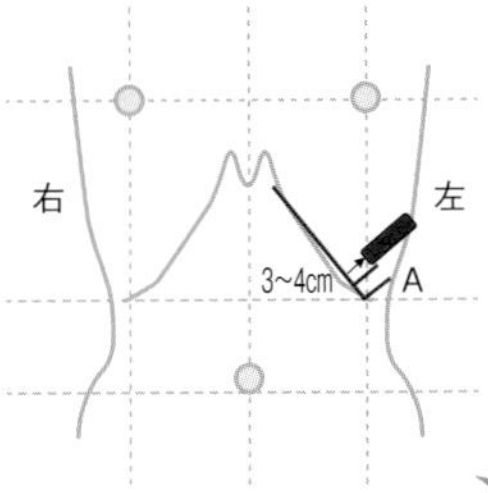

- **位置**：左肋骨弓の最下縁（Aの部分）から，肋間を2つ上に数えて，2つめの肋間にプローブをあて，さらに肋骨弓から約3～4cm斜め上へずらした部位にあてる
- **方向**：プローブは傾けず垂直にあてる

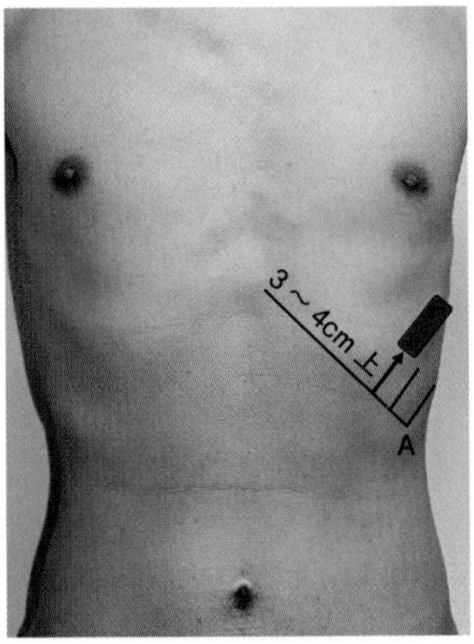

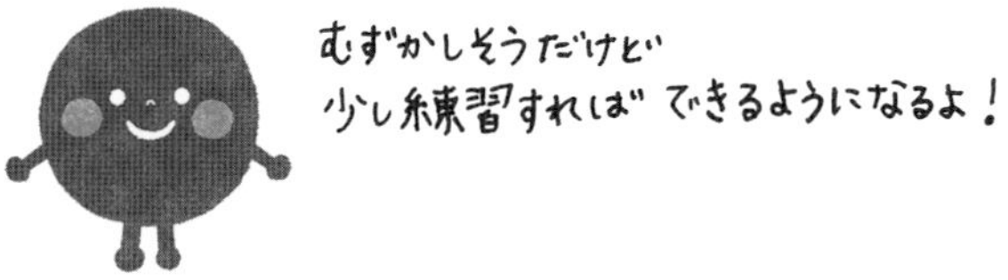

実際のエコー像をみてみよう

正常例と脾腫のエコー像を比較して，違いを確認しましょう.

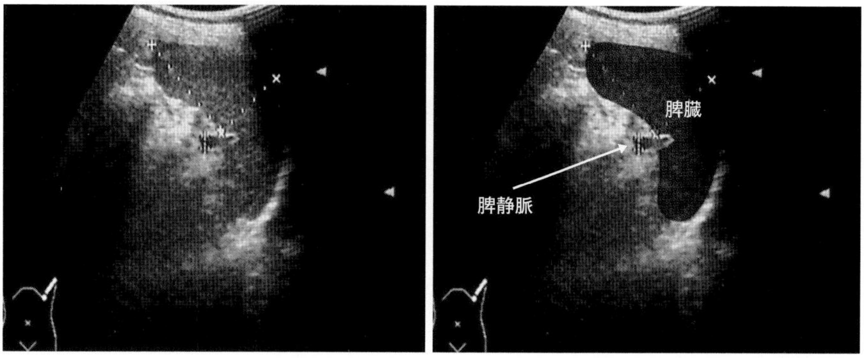

図4-1-21　**正常なサイズの脾臓のエコー像**

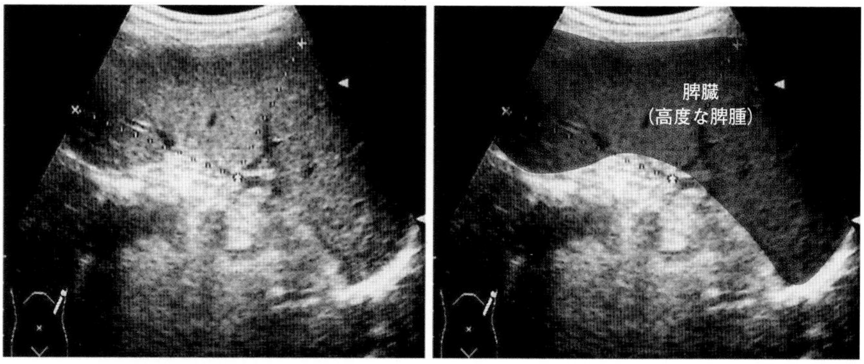

図4-1-22　**典型的な脾腫のエコー像**

正常なサイズの脾臓（図4-1-21）では脾臓の全体像が画面の中に収まっているのに対し，高度な脾腫がみられるこのエコー像は収まっていないことがわかる.

アドバイス

脾腫の存在が患者さんの予後に直接的な影響を与えることはありませんが，肝硬変症や慢性肝炎など門脈圧亢進症による脾腫の場合，**食道や胃に静脈瘤が存在している可能性**があります.もし，ポケットエコーによる観察で明らかな脾腫が確認された場合は，直近に行われた上部消化管内視鏡検査の結果を再確認して，食道静脈瘤の存在の有無も把握しておきましょう.

4　左右側腹部～腰背部痛

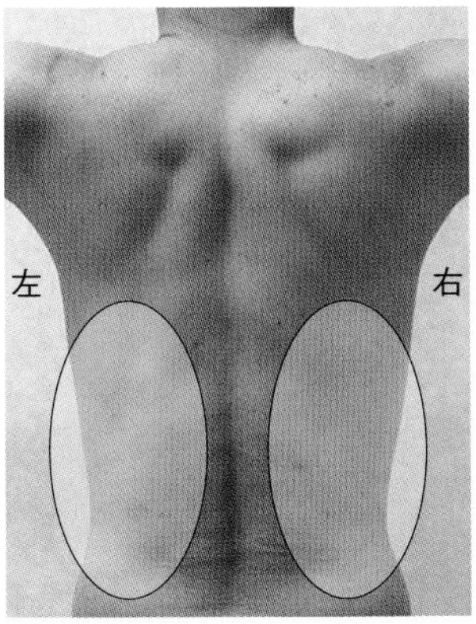

部位	左右の側腹部～腰背部
訴え	「背中から腰にかけて痛い」 水腎症を原因とする場合は激痛を訴える
原因	整形外科領域の原因，腎結石，尿管結石（水腎症の原因となる），水腎症など

左右側腹部から腰背部にかけての痛みは，整形外科領域の原因を除くと腎臓に由来する病態がとても重要になります．ポケットエコーを使ったアセスメントにおいて，腎臓はとても観察しやすい臓器です．特に**側腹部～腰背部に猛烈な痛みを生じる「水腎症」のチェックには大変有効**です．ここでは，左右側腹部～腰背部痛の原因となる疾患のなかでポケットエコーの適応となる**腎結石，尿管結石，水腎症**の観察方法と所見の見方をお伝えします．

なお，腎臓には左腎と右腎がありますが，腎結石，尿管結石，水腎症に特徴的なエコー像に**左右で違いはないため，**左右で分けた解説とはしません．**痛みが生じている側の腎臓の所見を確認すること**が共通のアセスメントとなります．

腎結石

どんな疾患？

腎結石（腎臓内の乳頭部に存在している結石）自体が痛みを発生することは少ないのですが，腎結石が腎乳頭部から剝がれて腎盂から尿管に落ちた際には尿が下流に流れず，**腎盂内圧や尿管内圧が急激に上昇することで痛みを生じます**（図4-1-23）．

この痛みは，**脇腹や腰背部に激しく差し込むような突然の痛み（疝痛といいます）**として発生して，**嘔気**や**便意**をもよおしたり，**血尿（潜血のことも多いです）**が出たり，ときには**大腿部にまで痛みがはしる**こともあります．

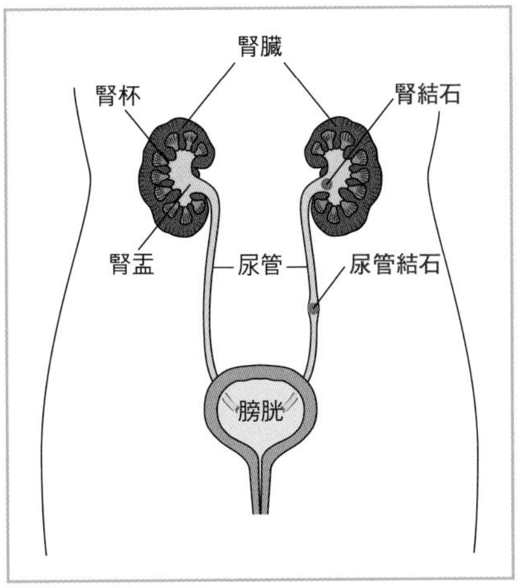

図4-1-23　**腎結石・尿管結石**

腎臓を観察する時のプローブの位置はここ！

腹側からみる方法

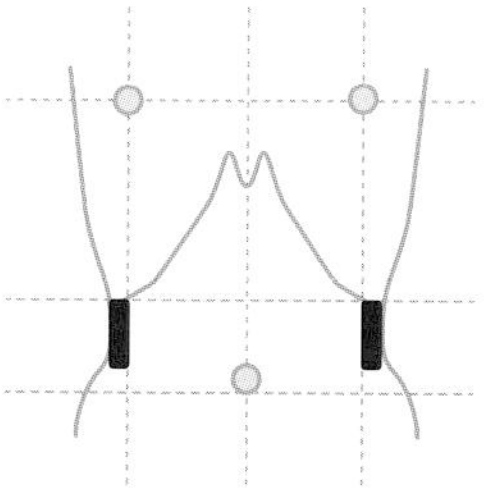

- **位置**：左右どちらをみる場合も，肋骨弓の最下縁に縦にプローブをあてる
- **方向**：プローブは傾けない

背側からみる方法

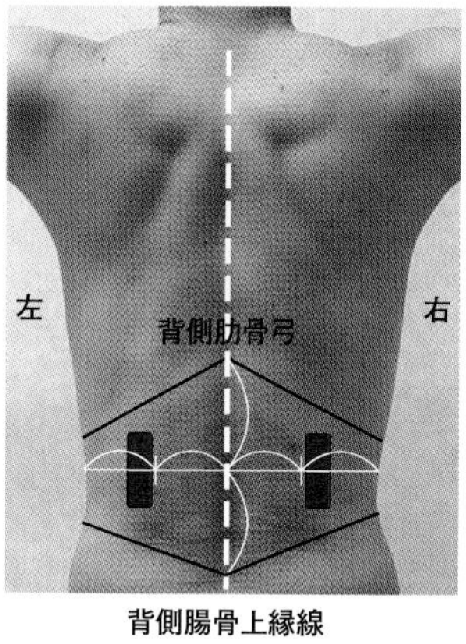

- **位置**：左右どちらをみる場合も，患者さんにうつ伏せになってもらい，肋骨弓と腸骨上縁線の上下中間に架空の線を引き，「脊髄の凹み」と「体の左右の端」の中間から2～3cm外側にずらしたところに縦にプローブをあてる
- **方向**：プローブは傾けない

うつ伏せの姿勢がとれない患者さんもいるため，**「腹側からみる方法」を第一選択とするとよいでしょう．**画像的には腹側・背側どちらから見た像も大きな違いはありません．

実際のエコー像をみてみよう

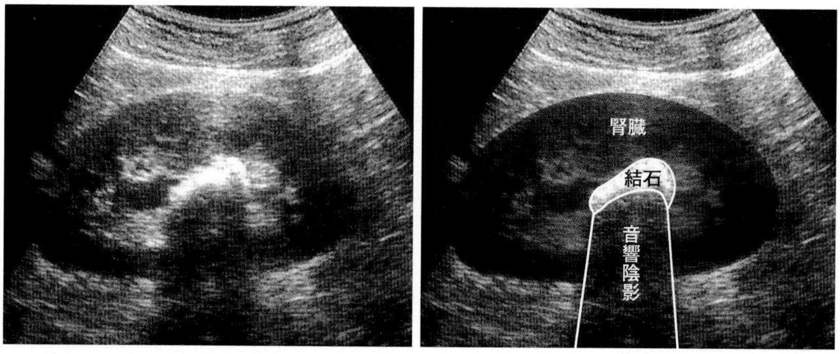

図4-1-24　**腎結石の典型的なエコー像**

腎臓の中心の白い領域にある，さらに白く，後ろに黒い影（音響陰影）を引いているエコーが腎結石である．いずれの臓器でも，石のように硬いものは同様のエコー像を呈し，胆石（p.32）や総胆管結石（p.40）などと類似している．

Memo　この部分を，エコーの専門用語では中心部エコー（Central Echo Complex，CEC）といいます．CECは腎盂を中心とする腎血管の流入流出部分などからなります．

アドバイス

基本的に，腎結石はシュウ酸カルシウム結石とリン酸カルシウム結石がほとんどですが，痛風の患者さんには尿酸結石，尿路感染症を頻繁に起こす患者さんにはリン酸アンモニウム結石などが発生します．**このような石の組成にかかわらず，疝痛をはじめとする諸症状は同様に出現し，エコー像にも大きな違いはありません．**

尿管結石

どんな疾患？

尿管結石はおもに腎乳頭部で形成された石が，腎盂から尿管に落ちて嵌頓《かんとん》した状態をいいます．図4-1-23のように尿管に石が詰まり閉塞すると，腎臓側の尿管が拡張し，腎盂も拡大します（次項「水腎症」の図4-1-26参照）．

「腎結石は痛い！」とよくいわれますが，**正確にいうと「尿管結石は痛い！」です**．拡張した尿管，拡大した腎盂の内圧が急激に上昇する際に発生する痛みで，この拡張尿管と拡大腎盂の中が腎から排泄された尿でパンパンになった状態と考えてください．尿管内に詰まった石は上からの圧力で徐々に膀胱へと近づくため，尿管結石の痛みも次第に下腹部（あるいは背部から腰部）へと移動していきます．

最終的に，**石が膀胱内に落ちた瞬間，尿管や腎盂内圧が一気に減圧するので嘘のように痛みが治まります**．ただし，今度は石が膀胱壁を刺激するため，膀胱炎様の症状が出現します．

実際のエコー像をみてみよう

尿管結石をみる時のプローブ位置は，前項目「腎結石」の「腎臓を観察する時のプローブの位置はここ！」と同様です．

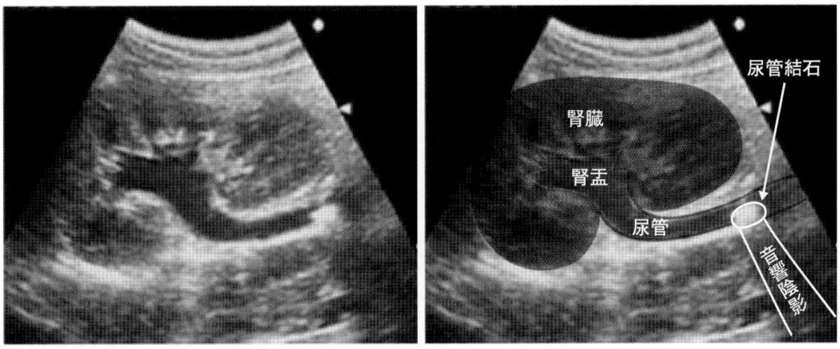

図4-1-25　尿管結石の典型的なエコー像

腎臓の中心部にあるCEC（本来は白く見える）が掌を開いたように黒く見えるのが拡大した腎盂である．腎盂に連続する黒い管が拡張した尿管であり，その中にある音響陰影を引いた白いものが尿管結石である．

アドバイス

正常な腎臓ではエコー像で尿管は見えず，確認することはできません．図4-1-25のように腎臓につながる「黒い管」が見えた段階で異常と判断できます．**尿管結石を見つけることよりも，拡張した尿管や，次に述べる水腎症の存在を確認することが重要です．**

既往に腎結石や尿管結石がある患者さんが，入院中に突然の側腹部痛や腰背部痛を訴え，ポケットエコーで確認する場合は，**拡張した尿管や水腎症が疑われる所見がないか，注意深く観察しましょう．**

水腎症

どんな疾患？

左右側腹部から腰背部にかけての痛みの原因として確認すべきもっとも重要な所見は**水腎症の有無**です．水腎症は，尿路通過障害により腎盂・腎杯の拡張と腎実質の菲薄化が生じている状態です．原因としては結石による機械的通過障害が代表的で，腎乳頭部で形成された結石が腎盂から尿管に落ちて詰まり尿管閉塞を起こすことで，腎盂が拡大します（図4-1-26）．尿管結石などによる閉塞部位がエコーでは同定できない（描出できない）ケースもしばしばあるため，**腎結石や尿管結石を懸命に探すより，水腎症の存在をしっかりと把握することがもっとも重要です．**

エコー像に基づく水腎症の国際的な評価基準として，SFU（the Society for Fetal Urology）のグレード分類（表4-1-1）[6]が広く用いられているので，皆さんもこの分類に基づいて観察するとよいでしょう．

なお，水腎症の原因が尿管結石であった場合，自然排石を待つ方法と，体外衝撃波結石破砕術（ESWL：Extracorporeal Shock Wave Lithotripsy），経尿道的腎尿管砕石術（TUL：Trans Urethral Lithotripsy）などによって積極的に結石を砕く方法があります．

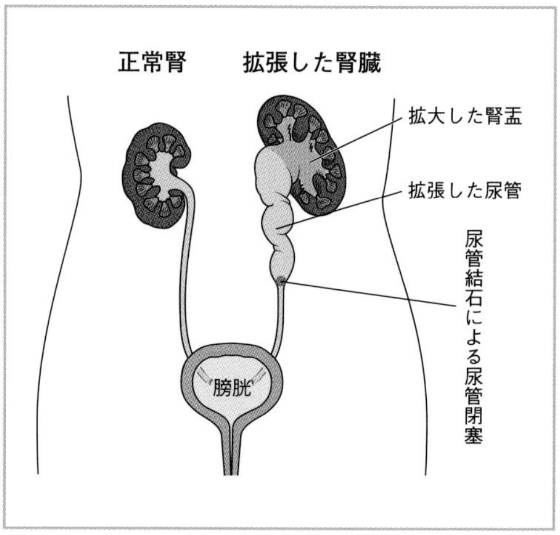

図4-1-26　**尿管結石による水腎症**

表4-1-1　**SFU (the Society for Fetal Urology)による水腎症のグレード分類**

グレード0	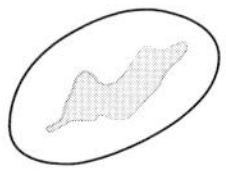	腎盂腎杯の拡張はない
グレード1	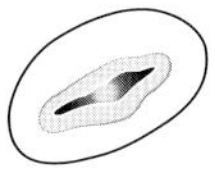	腎盂が軽度に拡張している
グレード2	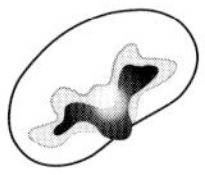	腎盂はさらに拡張し，一部の腎杯も拡張している．
グレード3	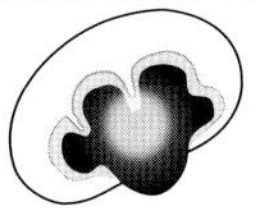	拡張腎盂は腎外まで進展し，腎杯も拡張している
グレード4	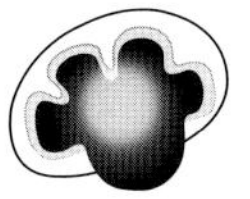	腎盂腎杯の拡張が高度．腎実質は菲薄化している

グレードが上がるにしたがって重度となる．
(Fernbach SK, Maizels M, Conway JJ：Ultrasound grading of hydronephrosis：introduction to the system used by the Society for Fetal Urology. Pediatric Radiology, 23 (6)：478-480, 1993. を和訳・作表)

実際のエコー像をみてみよう

水腎症をみる時のプローブ位置は前述の「腎結石」の「腎臓を観察する時のプローブの位置はここ！」と同様です．

水腎症のエコー所見を，正常像と比較しながらみてみましょう．

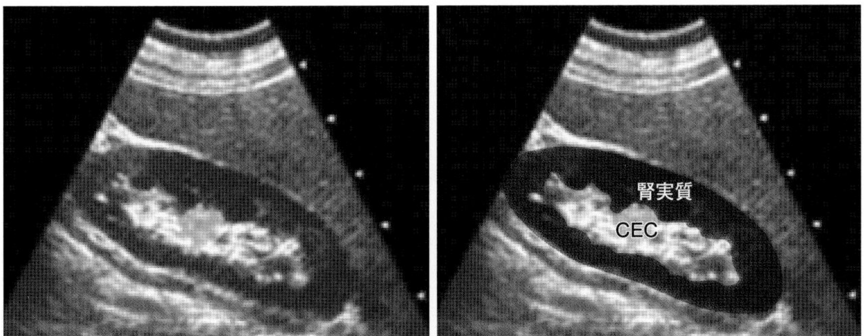

図4-1-27　**正常な腎臓のエコー像**

腎臓を縦に切った断面像である．腎臓の中心部にCECが確認できる．CECを楕円に取り囲む黒い領域は腎実質とよばれ，腎臓の皮質と髄質の部分である．
正常な腎臓では，このようにCECと腎実質がはっきりと分かれており，CECの中に黒く見えるような領域はない．

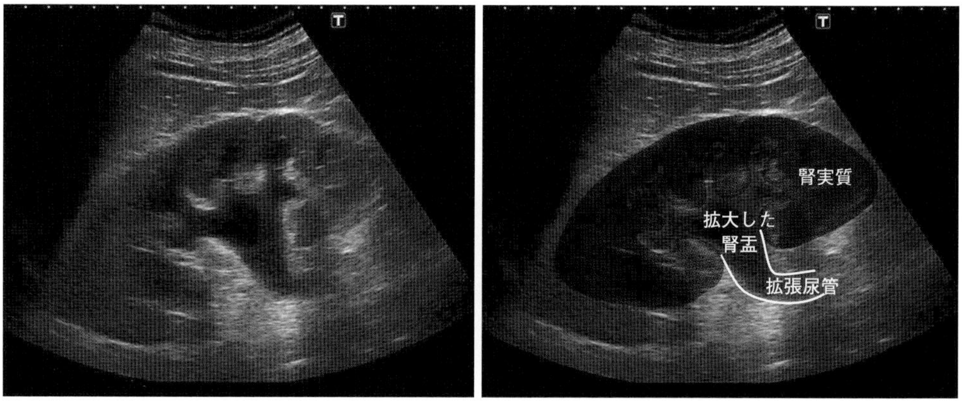

図4-1-28 **典型的な水腎症のエコー像**
正常像では白く見えていたCECの中に黒い掌のような形が確認できる．これが水腎症に特徴的な所見である．表4-1-1のグレード分類では「グレード2」に該当する．

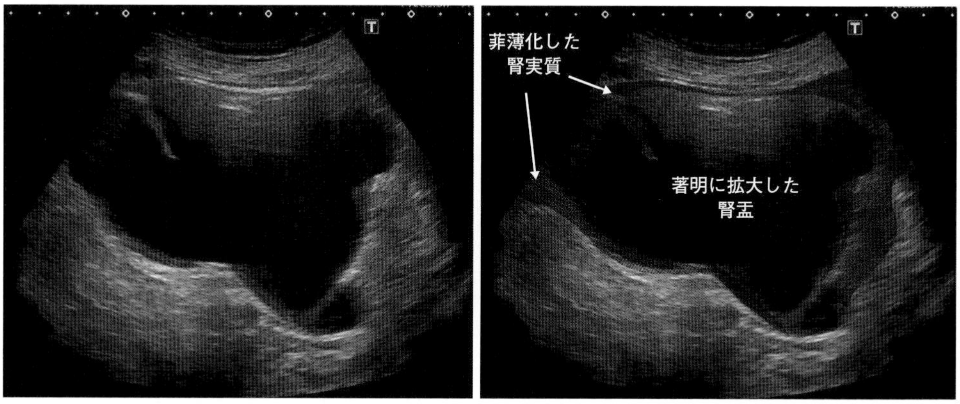

図4-1-29 **著明な水腎症のエコー像**
腎盂腎杯の拡張と腎実質の菲薄化がみられ，すべてが真っ黒な巨大な領域になってしまっている．表4-1-1のグレード分類では「グレード4」に該当する．

アドバイス

表4-1-1をみると，水腎症ではどのグレードであっても腎臓の中心部や全体を覆うように真っ黒な領域が存在することがわかります．**急な側腹部～腰背部痛が発生した場合は，ポケットエコーで腎臓を観察し，水腎症に特徴的な「真っ黒な領域」がみられないかを確認しましょう．**結石の存在なども確認できるとさらに良いですね．

PART 1でも述べたとおり，エコーは「硬いもの＝白」「液体成分＝黒」で示され，両者を簡単に見分けることができるツールです．腎臓に液体成分が溜まる水腎症のような疾患の観察はまさにポケットエコーの得意分野なのです！

5　左右下腹部痛

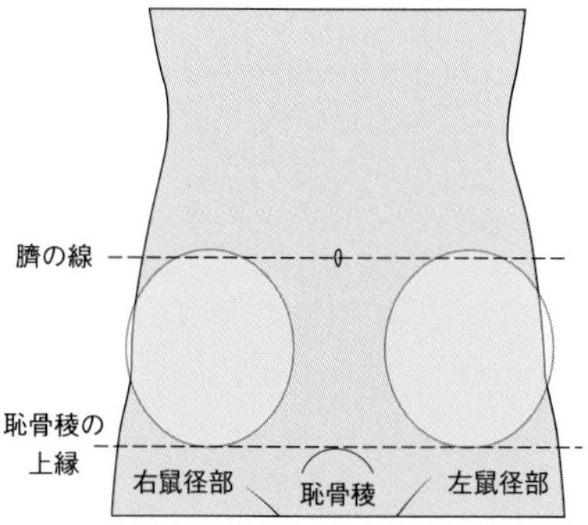

部位	臍より下の痛み．正中線より右側で発生した痛みを右下腹部痛，正中線より左側で発生した痛みを左下腹部痛という
訴え	「下っ腹が痛い」
原因	急性虫垂炎(右下腹部痛)，卵巣嚢腫，憩室炎，大腸炎，イレウス，癌性腹膜炎など

下腹部痛は**エコーがとても苦手とする領域**になります．消化管や消化管の中に埋もれた臓器が対象になると，エコーは一気にその優位性を失ってしまうのです．理由は簡単で，**「消化管ガス＝空気」**の存在により超音波が届きづらいからです．ですから，臍より下に痛みがある患者さんの場合は**エコーで丹念に調べるより，理学所見や検査データ，CT等からの情報を重要視して，医師への報告を最優先**に考えてください．

ここでは，**急性虫垂炎，左右卵巣嚢腫，ダグラス窩の液体貯留**の観察方法と所見の見方をお伝えします．急性虫垂炎と左右卵巣嚢腫はポケットエコーによる描出は難しいのですが，エコーでどのように見えるかを知っておきましょう．また，ダグラス窩の液体貯留は，ポケットエコーでも容易に確認でき，**下腹部痛のアセスメントにおいて有用な所見となります**．

急性虫垂炎

どんな疾患？

急性虫垂炎はその病期によってカタル性，蜂窩織炎性，壊死性に大別できます．エコーでは**カタル性急性虫垂炎はまず描出できない**と思ってください．典型的な蜂窩織炎性や，壊死性に至ってしまった急性虫垂炎の場合は，エコーでの描出が可能なケースが増えてきます．

もともと，**虫垂はエコーで描出することがとても難しく**，エコーを専門に行っている臨床検査技師や消化器系専門の医師ですら，**虫垂を素早く描出できる方はごく少数**だと思ってください．虫垂自体が「宙ぶらりん」のような状態で位置が定まっていないこと，小腸(回腸末端)から大腸(回盲部)の双方の消化管ガスの影響を受けることがエコーで見づらい原因です．ですから，皆さんが**ポケットエコーで虫垂を観察することの臨床的，看護学的必要性は低い**と言ってよいでしょう．もし，後に示す急性虫垂炎のエコー像と同様の所見を皆さんがピックアップできたら，超ファインプレーです！

なお，虫垂炎というとその原因の一つである「糞石」がよく知られていますが，臨床では糞石と消化管ガスの鑑別が難しいケースがあるため，本書ではあえてふれていません．

急性虫垂炎を観察する時のプローブの位置はここ！

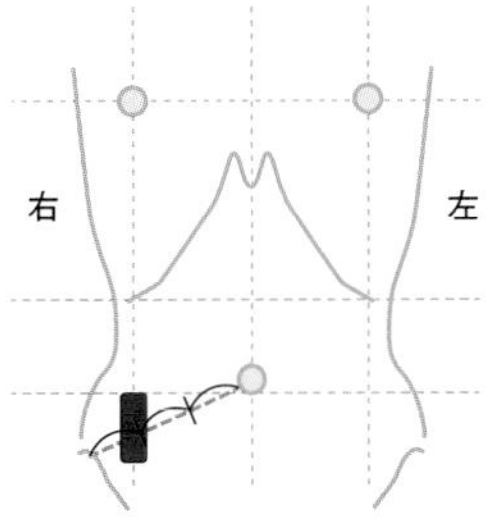

- **位置**：右上前腸骨棘と臍を結ぶ線の右から1/3くらいの位置．
  マックバーニー（McBurney）圧痛点に等しい
- **方向**：プローブは縦にして，傾けず垂直にあてる

プローブを横にあてて観察する方法を推奨している専門書もありますが，初学者は縦のほうがよいでしょう．

実際のエコー像をみてみよう

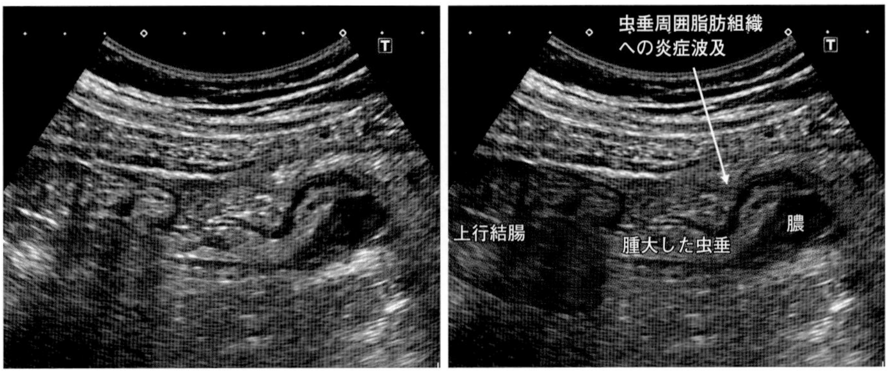

図4-1-30　**急性虫垂炎（蜂窩織炎性）のエコー像**
上行結腸の基部（回盲部）に腫大した虫垂がみられる．虫垂の盲端部（画像の右端）の黒い領域は膿である．ピンクで示した部分は虫垂周囲の脂肪組織に炎症が波及し，エコーの層のようになっている．ここが蜂窩織炎を起こしている部分である．

卵巣嚢腫

どんな疾患？

卵巣嚢腫は卵巣に発生する腫瘍性病変で，90％以上が良性腫瘍といわれています．さまざまな種類があり，**漿液性，粘液性，皮様性（いわゆる類上皮腫です），そして子宮内膜症の際に出現するチョコレート嚢腫（月経血の塊の貯留）**などに分けられます．

初期（嚢腫が小さい時）の卵巣嚢腫はほとんどが無症状ですが，鶏卵大や手拳大以上になると，**周囲を圧迫**したり，卵巣の茎部が捻じれる**「茎捻転」により激痛**が生じたりします．嚢腫がさらに大きくなると，**卵巣破裂による激痛**や**出血性ショック**を起こすこともあります．

卵巣嚢腫は，種類によってエコー像が大きく異なります．卵巣嚢腫の内容物が液体，粘液，脂肪，血液など多岐にわたるからです．また，体表からのエコーでは卵巣の前方や周囲にある消化管ガスの影響によって見づらいため，婦人科などでは**経腟エコー**を用いて検査します．しかし，体腔内にプローブを挿入するこのようなエコー（ほかにも経食道エコー，経直腸エコーなどがあります）は医師のみが実施できる検査です．また，体表からのエコーで卵巣をみる場合，

患者さんに尿を膀胱内に溜めてもらって実施する**膀胱充満法**が一般的ですから，「痛みがあればすぐ観察！」というわけにはいかないこともあるでしょう．

これらの状況を総合的にみると，**卵巣を看護アセスメントの対象とする必要性は低い**といえます．しかし，本書では下腹部痛の原因となり得る病態の一つとして，「卵巣嚢腫のエコー像はこんな感じなのか」と理解してもらうため，あえて取り上げます．

卵巣を観察する時のプローブの位置はここ！

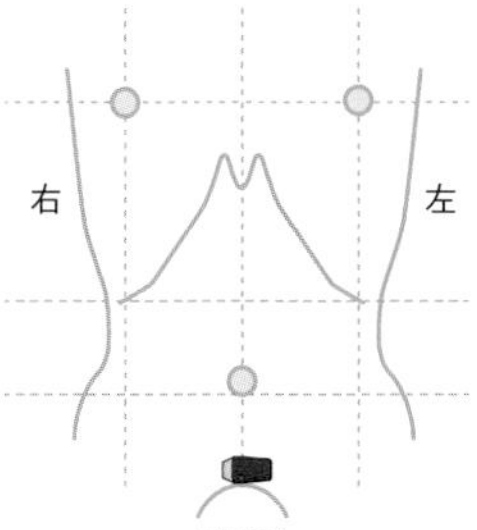

- **位置**：正中線の恥骨稜（腹壁から触れる恥骨の上縁部）の直上にプローブを横にあてる
- **方向**：右卵巣の観察ではプローブを患者さんの左側に傾け，左卵巣の観察ではプローブを患者さんの右側に傾ける

＊左図は右卵巣を観察する場合のプローブ位置

実際のエコー像をみてみよう

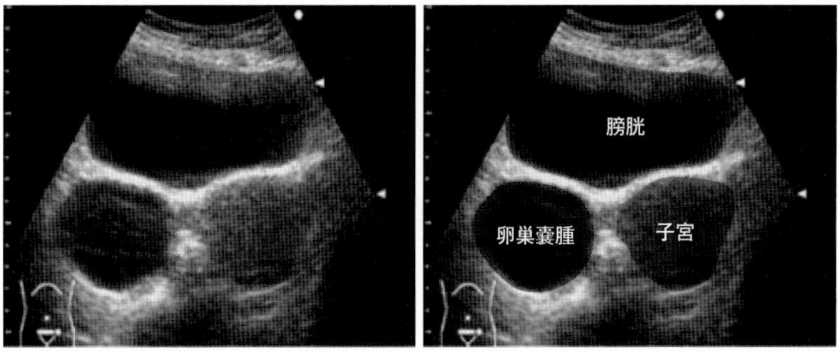

図4-1-31　**右卵巣のチョコレート嚢腫のエコー像**
輪切りになった子宮（体部）の画面左に直径5cmをこえる卵巣嚢腫がある．画面上部の尿が入っている膀胱内のエコーの色（輝度）が真っ黒に見えるのに対し，卵巣内は膀胱と子宮の中間くらいの色となっている．つまり，卵巣内は尿のような完全な液状ではなく，子宮体部の筋肉のような硬さでもないことを示している．チョコレート嚢腫は月経周期によって大きさが増減することがあり，膿瘍内の見え方も変わる．

アドバイス

図4-1-31のエコーは**膀胱充満法**で実施しているため，膀胱が大きく描出されています．本例は右卵巣のチョコレート嚢腫ですが，左卵巣の嚢腫も子宮を挟んで反対側に描出されるだけで**基本的な見え方は同じ**です．卵巣嚢腫をポケットエコーによるアセスメントでみつける場面はあまりないかもしれませんが，エコーでどのように見えるかを知っておきましょう．

ダグラス窩の液体貯留

ダグラス窩の液体貯留は何を意味しているの？

ダグラス窩とは，子宮後面と直腸前面の間の空間（p.44の図4-1-16参照）であり，**臍より下に**炎症起点あるいは主病巣が存在する場合，腹水や血液などの液体貯留がもっとも早く出現する場所です．モリソン窩は**臍より上に**主病巣がある場合に液体貯留が最初に出現する場所でしたが（p.44参照），ダグラス窩はその**「臍の下バージョン」**といえます．

ダグラス窩は別名「直腸子宮窩」といわれ，正確には**女性にしか存在しない空間**です．しかし，男性でも同様の位置に「膀胱直腸窩」という場所が存在するため，医療現場では簡易的に，男性においてもこの部位を「ダグラス窩」とよんでいます．

下腹部痛が存在する場合，前述の急性虫垂炎や卵巣嚢腫などより，**このダグラス窩の液体貯留の有無を最優先に観察**してください．何度もいいますが，下腹部は腸管が集中しているため，ポケットエコーでは観察しにくい場所です．しかし，ダグラス窩だけは別で，ここに液体貯留が存在する時は**ほぼ観察可能**です！

下腹部痛を訴えている患者さんに対して，**腹部の理学所見をとるついでに，ポケットエコーでダグラス窩を確認**できればパーフェクトです．

ダグラス窩を観察する時のプローブの位置はここ！

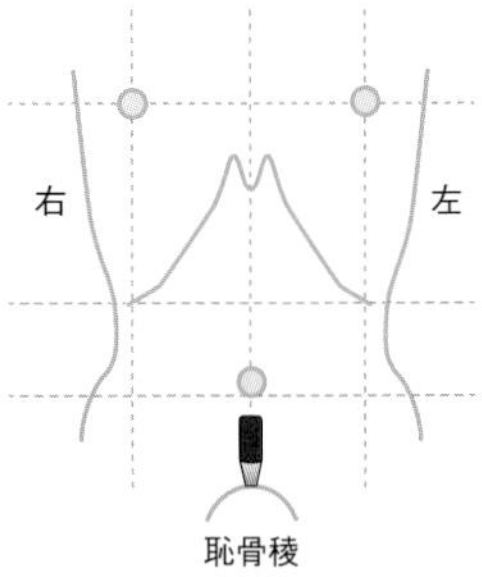

- **位置**：正中線の恥骨稜（腹壁から触れる恥骨の上縁部）の直上にプローブを縦にあてる
- **方向**：プローブはやや患者さんの頭側に傾ける

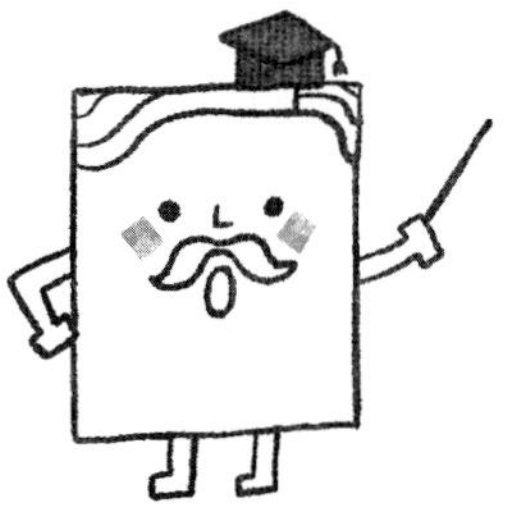

急性虫垂炎や卵巣嚢腫にくらべると
ダグラス窩の液体貯留は
観察しやすいのダ！

実際のエコー像をみてみよう

ダグラス窩の液体貯留がみられるエコー像を正常像と比較しましょう.

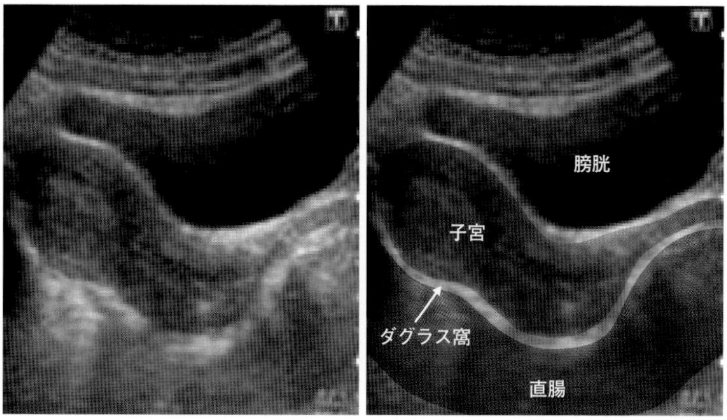

図4-1-32　**液体貯留がないダグラス窩のエコー像**

子宮の下とその後ろにある直腸の間には，白い線状のエコーのみが確認できる. 白い線状のエコーは腹膜の折り返しである. ここに黒い空間がなければ，「エコー像ではダグラス窩にはっきりとした液体貯留はみられませんでした」と報告してよいだろう. ただし，「ダグラス窩の液体貯留がない」=「問題ない」ではないことに注意する.

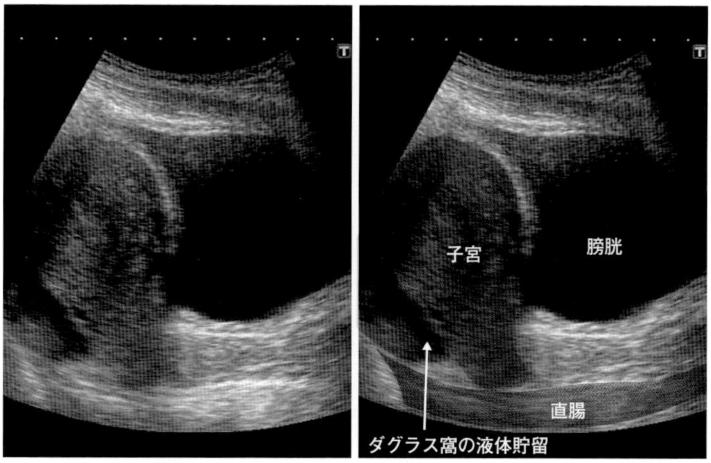

図4-1-33　**液体貯留がみられるダグラス窩のエコー像**

子宮の後方(画面では子宮の下側)にある黒い空間がダグラス窩の液体貯留である. 図4-1-32と比較すると違いがよくわかる.

アドバイス

上記の例はともに女性のエコー像ですが，男性の場合は膀胱の後方(画面では膀胱の下)に前立腺が見えますので，前立腺と直腸の間，あるいは膀胱と直腸の間に同様の「黒い空間」が確認できれば，液体貯留があると推測することができます.

6 臍部より上部全体の限局しない痛み

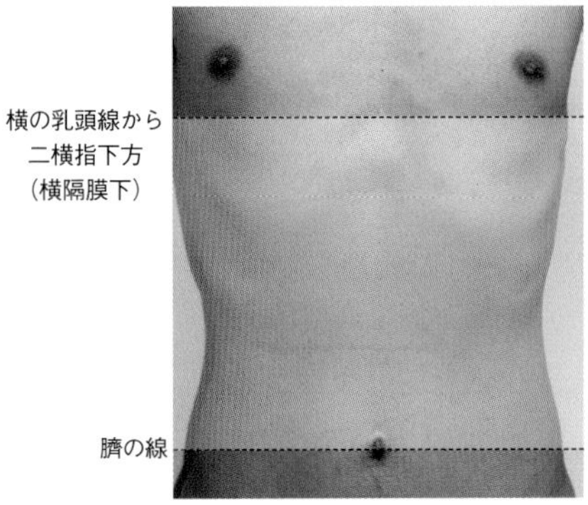

部位	臍部より上部全体の痛み（いわゆる上腹部痛）
訴え	「上のほうの腹の全体が痛い」 痛みの箇所を特定できない
原因	PART4-1-1～4の原因疾患など

エコーでの観察順序とチェックポイント

痛みが限局していない上腹部痛では，PART 4-1-1心窩部痛～4左右側腹部～腰背部痛で学んだ内容を総動員して観察することとなります．ポケットエコーを用いて迅速に痛みの原因を絞り込むためには，効率的に観察できるようにあらかじめ順序を決めておくと良いでしょう．

臍部より上部全体の限局しない痛みに対するエコーの観察順

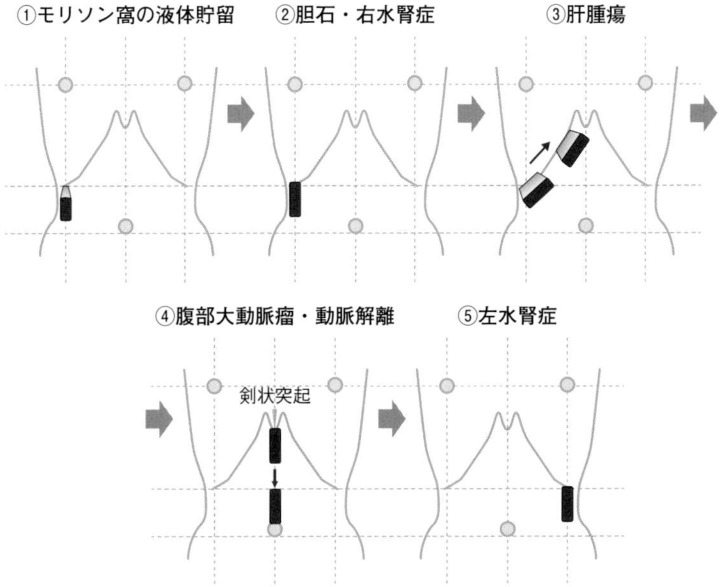

この順序は「FAST（Focused Assessment with Sonography for Trauma）＝外傷患者の胸腔内や腹腔内の出血を確認するエコーのプロトコル」とは目的が異なるため，観察する臓器や所見，見る順番も異なります．

エコー像のチェックポイント

□ モリソン窩に液体貯留があるか
□ 胆嚢内に結石（音響陰影を引く真っ白なもの）があるか
□ 右腎臓の白い中心部（CEC）に黒い領域がみられるか
□ 肝臓の中にやや黒く見える円形のものがいくつもあるか
□ 大動脈内に大きなコブやビラビラと動く白い線がみられるか
□ 左腎臓の白い中心部（CEC）に黒い領域がみられるか

観察の進め方

モリソン窩の液体貯留

臍より上に炎症起点や主病巣がある時，腹水をはじめとして種々の液体成分が早い段階から貯留するのが**モリソン窩**です．**まずはここを一番最初にチェック**しましょう！

胆石・右水腎症

モリソン窩をみた後，プローブが肋骨弓にあたるまで患者さんの頭側にやや移動して，右の乳頭線より少しだけ中心に寄せると，胆嚢と右腎臓が描出されます．**右腎臓はモリソン窩をみる時に，同時に観察してもかまいません**．**胆嚢内に結石**（音響陰影を引く真っ白なもの）がないかを確認してください．そして，胆嚢の下に見えてくる**腎臓の白い中心部（CEC）に黒い領域がないか**を確認しましょう．

肝腫瘍

胆嚢と右腎臓を見た位置で，プローブを肋骨弓にぴったり合わせ，プローブの右端を斜めにして，そのままゆっくりと正中までずらしながら，肝臓の中に**やや黒く見える円形のものがないか**をザッーと確認してください．この時は肝臓の中を**あまり細かく観察する必要はありません**．細かく観察しないと見えないような肝腫瘍は，痛みとの関連性がないといってもいいからです．

腹部大動脈瘤・動脈解離

肝臓をザッーと確認したら，プローブは正中線の近くにあるはずです．そのまま，正中線上でプローブを縦にして，剣状突起から臍部までずらしながら，画面の下のほうに見える腹部大動脈を観察してください．腹部大動脈は**径が変わらない黒い管**として観察されます．この黒い管に**大きなコブのように膨れた場所**がないか，また，管の中に**ビラビラと動く白い線**がないかを確認してください．

左水腎症

最後に，左肋骨弓の一番下（左の乳頭線）にプローブを縦にあててください．ここで左腎臓に水腎症がないかを確認しましょう．

7 臍部より下部全体の限局しない痛み

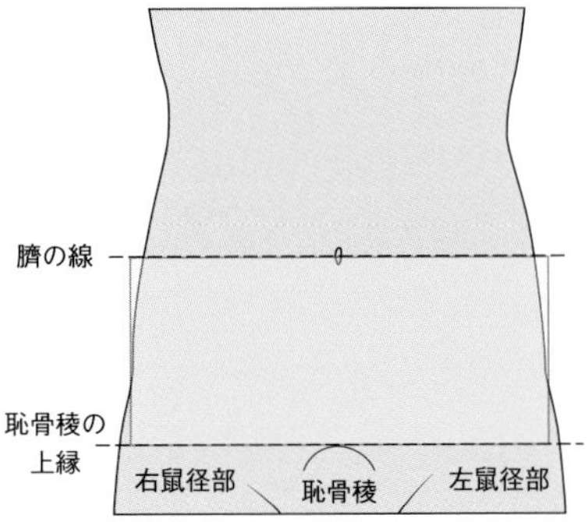

部位	臍部より下部全体の痛み（いわゆる下腹部痛）
訴え	「下っ腹が全体的に痛い」 痛みの箇所を特定できない
原因	PART4-1-⑤で解説した疾患，尿閉，前立腺肥大，子宮筋腫など

エコーでの観察順序とチェックポイント

痛みが限局していない下腹部痛では，PART 4-1-⑤**左右下腹部痛**で解説した病態を優先順位の高い部位から観察することになります．また，下腹部痛の原因となりうる**尿閉**，尿閉を引き起こす代表的な病態である**前立腺肥大**および**子宮筋腫**についても知っておきましょう．**下腹部痛のまとめとして**理解を深めてください．

臍部より下部全体の限局しない痛みに対するエコーの観察順

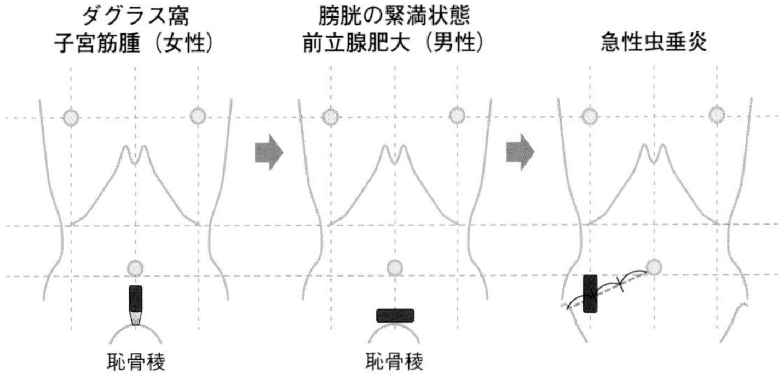

前項で解説した上腹部痛と同様，FAST やRUSH（Rapid US for Shock and Hypotension＝外因性・内因性にかかわらず，ショックや低血圧に対する責任病変を迅速にみる超音波検査のプロトコルです）とは目的が異なりますので，見る順番やプローブ位置も異なります．

エコー像のチェックポイント

- □ダグラス窩に液体貯留があるか
- □(女性の場合)巨大な子宮筋腫があるか
- □膀胱が緊満状態となっているか
- □(男性の場合)前立腺の形や容積から前立腺肥大がみられるか
- □急性虫垂炎の典型的なエコー像がみられるか

観察の進め方

ダグラス窩

臍より下に炎症起点や主病巣がある時，腹水や血液など液体成分が早い段階から貯留するのがダグラス窩です．下腹部領域は消化管ガスの影響を著しく受けるため，エコーが苦手とする領域ですが，**ダグラス窩はよく見えますので，まずはここを最初にチェック**しましょう！

巨大子宮筋腫(女性の場合)

患者さんが女性の場合は，ダグラス窩を観察した時のプローブ位置で，子宮筋腫(図4-1-34)がないかも確認していきます．特に大きな子宮筋腫は，膀胱下部や尿管を圧迫して**尿閉**を引き起こし，次項で解説する**膀胱の緊満の原因**となっている可能性もありますので，重要なチェックポイントです．ちなみに，子宮筋腫自体が痛みを発することはまれですが，巨大(手拳大か乳幼児頭大になることもあります)になると，**周辺臓器を圧迫して痛みを生じる場合があります**．

子宮筋腫のエコー像は多彩です．内部に石灰化，出血，壊死などを伴うことが多く，発生部位や発生様式(筋層内か漿膜下など)によってもエコー像は変化します．唯一共通する所見は，**子宮の外側に突出する**という点です．

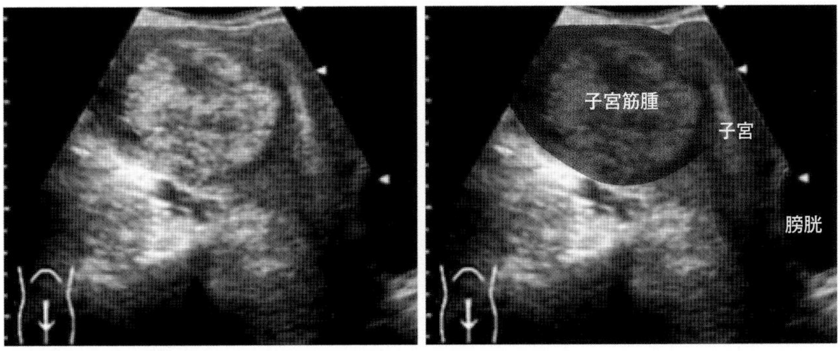

図4-1-34　子宮筋腫

子宮の後面(画像では子宮の左側)に大きな筋腫が子宮から突出して見える．筋腫によって子宮は前方に偏在し，膀胱がとても小さく見える．筋腫の発生位置にもよるが，大きくなると膀胱を圧迫することで膀胱容積が小さくなり，頻尿，排尿障害，場合によっては尿閉(尿が出なくなる)が出現する．

膀胱の緊満状態

膀胱の容積は通常250～500mLですが，最大容量が600mLをこえる人もいるので，各患者さんの1回尿量が重要になってきます．排尿前後で膀胱容積をみる場合は，必ず排尿量を計測して，**「排尿前の膀胱容積」**，**「排尿量」**，**「排尿後の膀胱容積」**の整合性をしっかりと確認してください．

膀胱の緊満（排尿障害）を起こす代表的な病態としては，男性の場合は**前立腺肥大**（図4-1-35），女性の場合は**子宮筋腫**（発生場所によります）や**子宮脱**，**神経因性膀胱**（脊髄疾患，脳血管疾患，糖尿病など），**骨盤内臓器の手術後**（ときに直腸がん，婦人科がんに伴う子宮＋付属器全摘後など）があります．

膀胱容積の簡易的な算出方法を図4-1-36に示します．

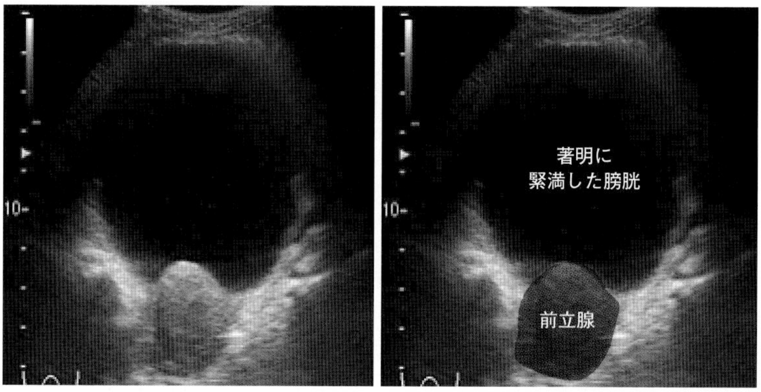

図4-1-35　著明に緊満した膀胱（尿閉）
前立腺肥大に伴う排尿障害による膀胱の緊満がみられる．

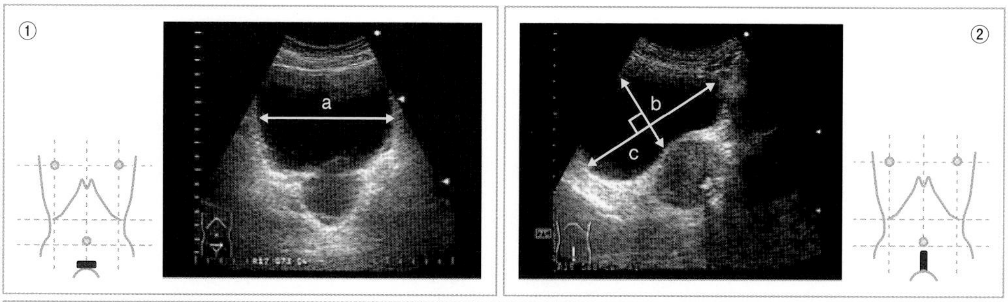

③
膀胱容積（mL）＝a（cm）×b（cm）×c（cm）×1/2

図4-1-36　膀胱容積の計算方法
①恥骨稜上縁にプローブを横向きにして垂直にあてる．これは膀胱を輪切り（横に切る）にして見たところであり，この最大横径「a」（長径）を計測する．
②次に恥骨稜上縁にプローブを縦向きにして垂直にあてる．これは膀胱を縦に切って見たところであり，この最大前後径「b」（図4-1-40に示す前立腺内を通る尿道と平行に計測）と，それに直角に交わる最大深度＝縦径（短径）「c」を計測する．
③a～cを計算式に入れると，膀胱容積（mL）が算出される．

前立腺肥大

前立腺肥大は，正確にいうと前立腺内腺(前立腺の中で尿道を取り囲んでいる部分)が肥大する病態であり，良性前立腺肥大症(Benign Prostatic Hyperplasia，BPH)の一般名です(図4-1-37～39)．尿道が圧迫されることによる**排尿障害**(頻尿，失禁，残尿感，尿意切迫感，尿漏れ)などがおもな症状です．

原因として種々の要因が指摘されていますが，もっとも関係の深い要因は「加齢」です．**70歳以上の男性の約70%に前立腺肥大が存在する**といわれています．入院・在宅にかかわらず，

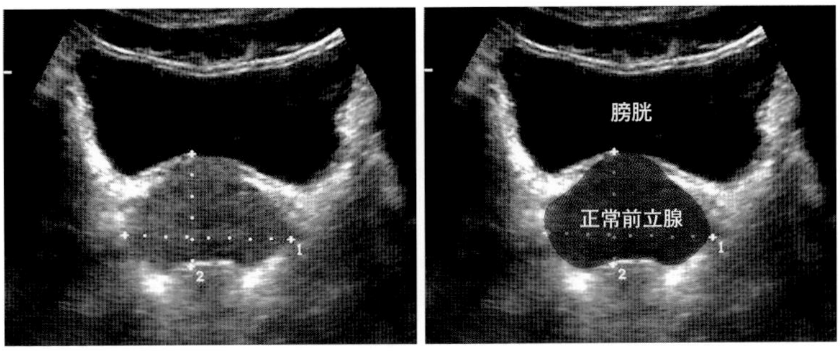

図4-1-37　**正常な前立腺のエコー像**
前立腺は栗の実大の腺組織であり，エコー像からわかるように形態も栗に似ている．前立腺内部のエコーは比較的均一で，膀胱への突出はなく，接している程度である．

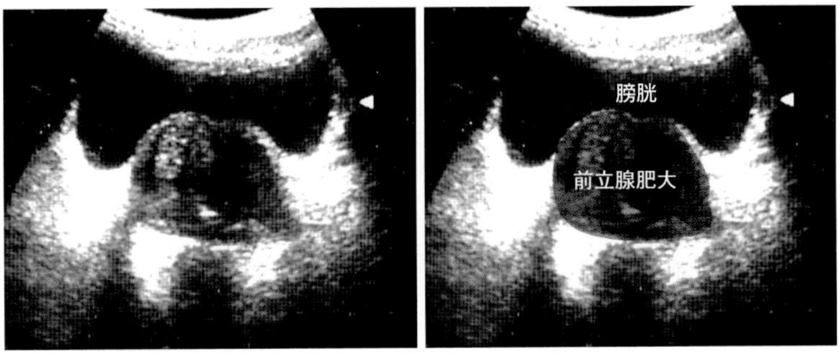

図4-1-38　**前立腺肥大のエコー像**
図4-1-37の正常像と比較して，前立腺が円形に近い形を呈している．前立腺内部は正常像に比べると不均一であり，膀胱への明らかな突出がみられる．

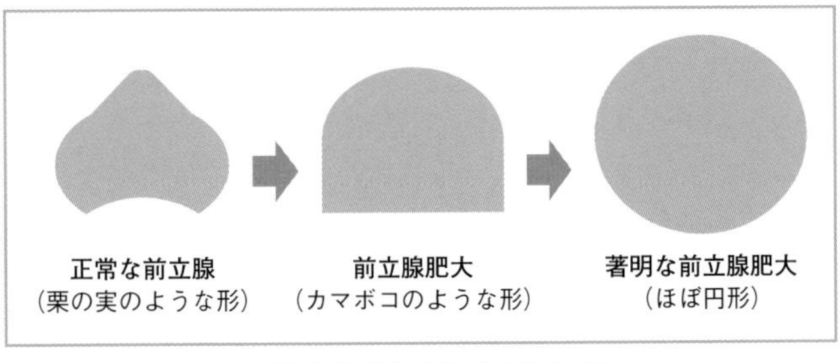

図4-1-39　**エコーで前立腺を観察した時の形態**
恥骨稜の上縁にプローブを横にあてた時に観察される前立腺の形態である．

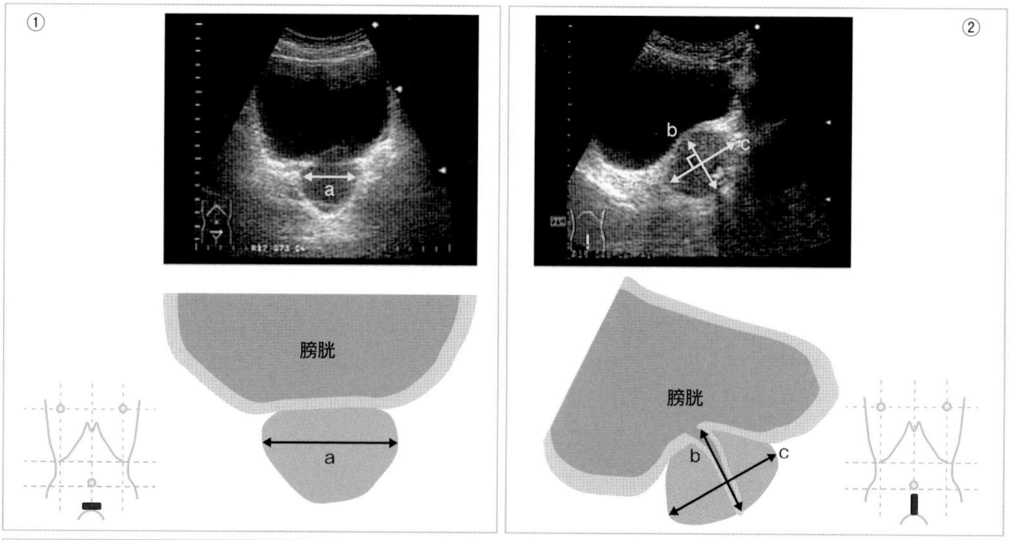

③

前立腺容積(mL)＝0.52×a(cm)×b(cm)×c(cm)

判断の目安	
10～20mL未満	正常範囲
20～50mL未満	前立腺肥大あり
50mL以上	重度の前立腺肥大あり

図4-1-40　**エコーを用いた前立腺容積の定量的算出方法(推定値)**

①正中の恥骨稜上縁にプローブを横向きにして垂直にあてる．これは前立腺を輪切り(横に切る)にして見たところであり，この最大横径「a」(長径)を計測する．

②次に，正中の恥骨稜上縁にプローブを縦向きにして垂直にあてる．これは前立腺を縦に切って見たところであり，前立腺のほぼ中央部分にエコーがあたると，前立腺内を通る尿道が確認できる(細い二本の線として描出される)．その尿道と平行に「b」(前後径)を計測し，「b」に直行する「c」(短径)も計測する．

③a～cを計算式に入れると，前立腺容積(mL)が算出される．

70歳以上の男性患者さんには前立腺肥大が存在するという前提で，排尿・残尿のアセスメントをしていきましょう！

前立腺をみる時は，前立腺肥大のエコー像に特徴的な以下の所見がみられないか観察してみましょう．

- **前立腺がカマボコ形や円形に見える**
- **前立腺内部が不均一に見える**
- **膀胱への明らかな突出が確認できる**

前立腺肥大はエコー所見の視覚的な観察(図4-1-39)である程度の評価ができますが，エコーを用いて**前立腺容積**を定量的(推定値)に算出する方法もあります(図4-1-40)．

排尿障害がみられる男性患者さん，排尿後の膀胱残量が多い男性患者さんでは，可能なら前立腺容積を計測して医師に報告しましょう．医師から必要に応じて泌尿器科への紹介が行われると思います．

急性虫垂炎

急性虫垂炎は前述(p. 59～)のように，エコーが消化管のアセスメントに不向きなことに加え，病期によっても多彩なエコー像を示すことから，**日常の臨床現場における看護学的必要性は低い疾患**です．もし，急性虫垂炎の典型像をピックアップできたら「ファインプレー」といえます．しかし，「限局しない下腹部痛」の発生から「マックバーニー（McBurney）圧痛点」に痛みが集約し始めているのなら，急性虫垂炎の典型像(p. 60の図4-1-30)の存在の有無を短時間で確認しておくことは，決して患者さんの不利益にはなりませんので，アセスメントの一環として実施することは有意義です．ただし，**「急性虫垂炎の典型像が見えない」=「急性虫垂炎ではない」ということではないため注意しましょう**．

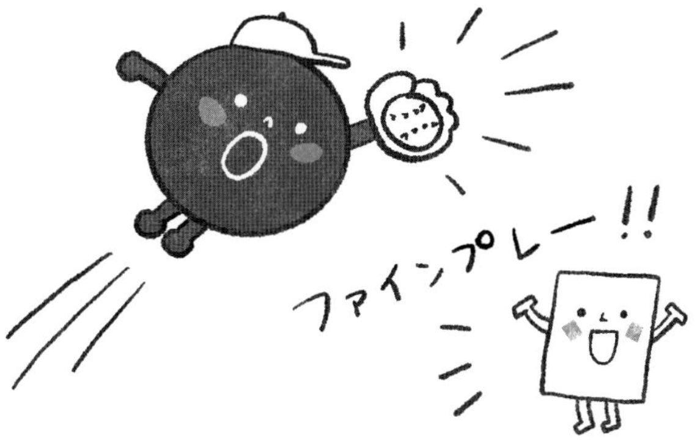

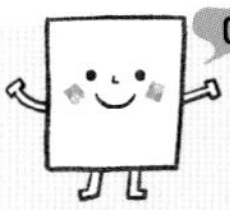

COLUMN 3

術後ドレーン観察とポケットエコーの活用

皆さんは**術後ドレーン管理**というとどのようなことを思い浮かべますか？　排液の色，質，量，におい，刺入部やその周辺の皮膚の状態，抜けていないか（抜けかけていないか）の確認，適切な時期・方法での抜去などでしょうか．

知ってのとおり，ドレーンの留置位置は手術の対象臓器，術式，術中トラブルなどによって異なり（図4-1-41），膵液ドレーンのように非常に重要なドレーンもあれば，医師が念のために留置するドレーンもあります．いずれにしても，術後ドレーンの管理ではドレーンからの排液の色が赤～漿液性（薄黄色透明）に変化して，排液量も次第に減っていくことが理想的であり，術後経過が順調であることの確認を目的としています．ドレーンからの排液に急激な増減がみられる，明らかに濃い赤色，ドロ～っとした白色，茶色っぽい色の排液などが出てきた場合は，術後の出血，膿（術後感染），消化管の吻合不全，何らかの原因によるドレナージ不良などが考えられ，手術による合併症を早期に発見して対処するための重要な指標となります．

当然，術後管理はドレーンだけをみていればよいわけではありません．バイタルの異常，痛みをはじめとした症状，理学所見など全身状態を観察していきます（検査データももちろんチェックします）．

ドレーンに異常があり，かつ全身状態（ここでは，バイタル・訴え・理学所見のいずれか，またはすべてを指します）に異常があった場合は，すぐに医師を呼び指示を仰ぐでしょう（図4-1-42）．全身状態に問題がなかったとしても，ドレーンに異常がある，またはドレーンは正常でも全身状態に異常があるという場合も，同様の対応をすると思います．では，ドレーンは正常で，全身状態にも明らかな異常はなく，「軽い痛

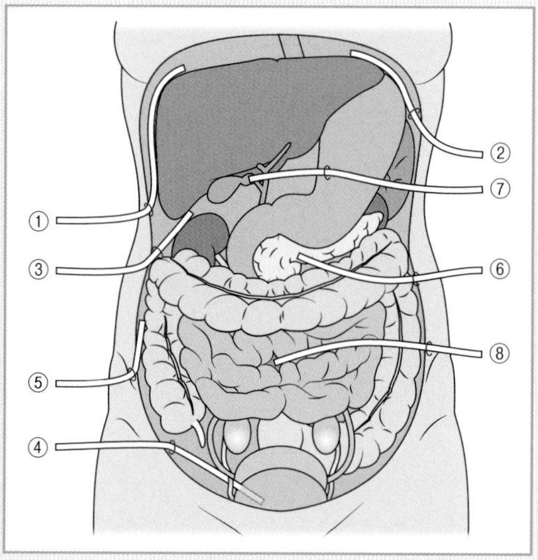

図4-1-41　術後ドレナージの留置位置（図4-1-16再掲）

①右横隔膜下腔，②左横隔膜下腔，③モリソン窩，④ダグラス窩，⑤右傍結腸溝，⑥網嚢腔，⑦ウィンスロー孔，⑧小腸間膜．

み，または軽い腹満感」がある場合は，皆さんはどうしますか？ 「先輩看護師に報告する」「念のため医師に報告する」「カルテの看護記録欄に特記する」などでしょうか……．もちろん，そのような対応で間違いはありませんが，ここでポケットエコーを活用して**液体貯留の有無**を確認すれば，客観的データがさらに増えるので，少なくとも医師の判断に悪影響を及ぼすことはありません．

ドレーンが正常で全身状態もおおむね良好な場合，「ポケットエコーで確認しよう」とは考えないと思います．しかし，**膵液漏**(たとえば胃癌の手術で膵周囲のリンパ節廓清をおこなった場合や膵切除など)のように，ドレーンに異常が出現するまで日数(数日～1週間ほど)がかかるケースもありますので，術後経過が良好なケースでも，ドレーン抜去までは定期的に特定の場所(モリソン窩，ダグラス窩，膵周囲など)の液体貯留をエコーでチェックすることは利点しかありません．

なお，体腔内に留置されたドレーンをエコーで観察することは難しく，ましてや「ドレーンの先端」がどこにあるかなどはエコーの専門家以外は判断できないと思ってください(専門家ですら留置部位によっては描出できません)．ですから，ポケットエコーでのアセスメントではとにかく**モリソン窩やダグラス窩の液体貯留**をしっかりと観察できれば十分です！

いちいち，医師から「ポケットエコーで液体貯留がないかチェック(検査)して」と指示を受けて実施するのが面倒な場合は，パスシートにあらかじめエコーの項目を追加してもらえばよいでしょう．

ポケットエコーによる術後ドレーンの観察は，体腔内ドレーンが留置されている**在宅医療の患者さん**に対してももちろん有用です．在宅看護の場合はエコーによるアセスメントがよりいっそう重要になりますので，スムーズに実施できるよう主治医とよく話し合っておきましょう．

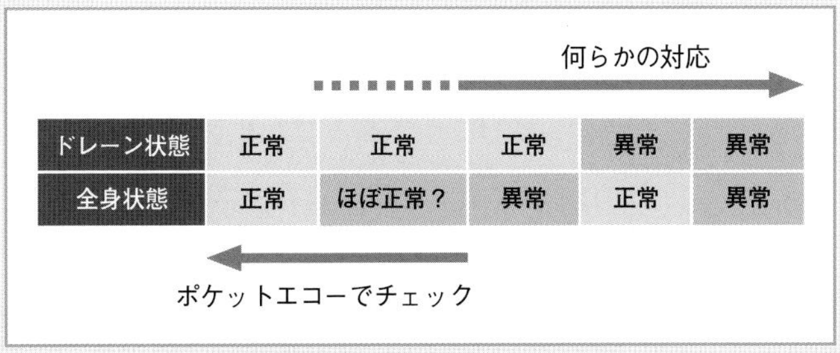

図4-1-42 ドレーンの状態と全身状態に基づく対応

ドレーンに異常がみられず，全身状態も軽い痛みの訴えのみで，ほぼ良好といえる場合も，ポケットエコーでモリソン窩，ダグラス窩，膵周囲などの液体貯留の有無を確認することで，客観的データを追加でき，必要に応じて早期に対応ができる．

8 部位を特定できない腹部全体の痛み

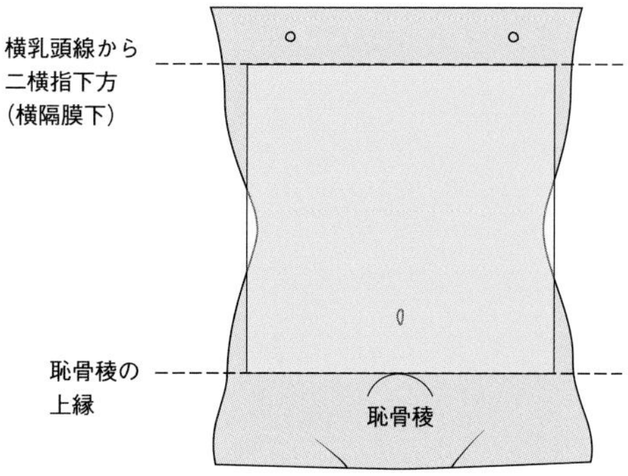

部位	横乳頭線より二横指下方(横隔膜下)～恥骨稜の上縁までの全体的な痛み
訴え	「おなか全体が痛い」「全体に膨満感がある」など，部位の特定不能な痛みや症状．嘔気，嘔吐，腹部膨満感，腸音の減弱
原因	PART4-1-6，7で解説した疾患，汎発性腹膜炎，イレウスなど

本項目では，上腹部や下腹部に限局した痛みではなく，部位を特定できない痛みや症状を訴えているケースのなかで，PART 4-1-6，7では言及しなかった，**汎発性腹膜炎**，**イレウス**について解説します．

汎発性腹膜炎

どんな疾患？

汎発性腹膜炎[7]とは，急性腹膜炎の中の汎発性のものを指します．汎発性腹膜炎とは炎症が局所に留まらず，**腹膜全体に広がっている状態**を示します．

汎発性腹膜炎の原因として代表的なものは**消化管穿孔**です(表4-1-2)．消化管内容物が腹腔内に漏れ出ることで，腹膜自体が炎症を起こします．他にも，**腹腔内臓器の炎症が腹膜に波及する場合(急性胆嚢炎，急性膵炎など)**，**腹腔内がんが腹膜播種(腹膜にがん細胞がばらまかれた状態)を起こした場合**などがありますが，急性腹膜炎で汎発性に至るケースの70～80%は前述の消化管穿孔が原因とされています．

汎発性腹膜炎の患者さんは**腹部全体の強い腹痛**を訴え，放置すると**敗血症ショック**や**多臓器不全**などに至り，**命を脅かす状態**にまで進行するおそれがあります．したがって，どのような

表4-1-2 汎発性腹膜炎の原因となりうる消化管穿孔

- 胃潰瘍穿孔
- 十二指腸潰瘍穿孔
- 急性虫垂炎の穿孔
- 憩室(炎)の穿孔
- 大腸がんの腸管穿破
- 消化管手術の縫合不全

原因で発症したとしても，**早期の評価と対応**が求められます．

汎発性腹膜炎は強烈な腹痛を伴い，筋性防御も著明に出現するため，病院内では早期に対応される場合がほとんどです．ただちにCTなどによる画像診断，検査データによる炎症反応や主臓器機能障害などの評価が行われ，確定診断後に緊急手術が実施されます．

ただし，高齢者（特に慢性期病棟や在宅で寝たきり状態になっている場合）では，**訴えや反応が乏しい**こともあります．痛みを訴えていてもそれほど強いものではなく，筋性防御もはっきりしないようなケースです．そのため，**寝たきり状態の高齢者が多い病棟**，**在宅**などで，**限局しない（位置がはっきりしない）痛み**を訴えている患者さんのアセスメントを行う際には，バイタルサインによる発熱，頻脈，呼吸数増加，腹部聴診などのチェックと同時に，ポケットエコーを活用してみましょう．

汎発性腹膜炎をエコーで観察する場合，腹膜は体腔内臓器を複雑に囲んでいるため，**腹膜そのものを確認することはできません**（図4-1-43）．しかし，汎発性腹膜炎は**モリソン窩とダグラス窩の両方に液体（腹水・血液・膿・消化液など）が溜まるという特徴**があるため，この2カ所を確認することが重要になります．

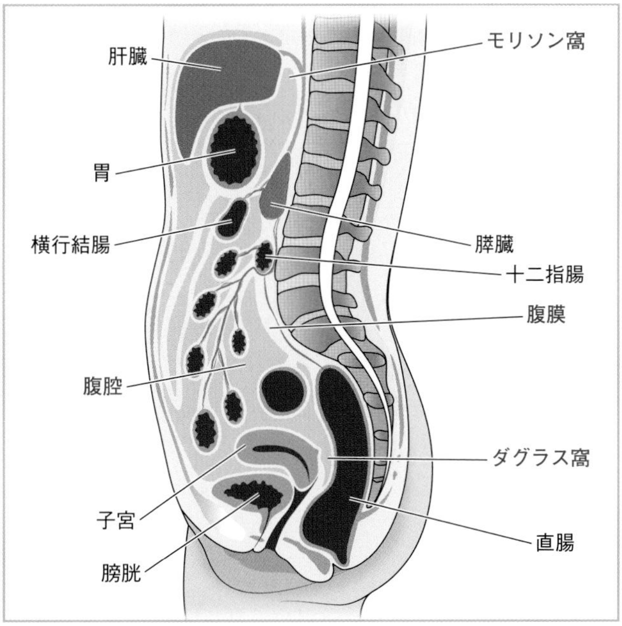

図4-1-43　**腹膜と腹腔**

モリソン窩・ダグラス窩を観察する時のプローブの位置はここ！

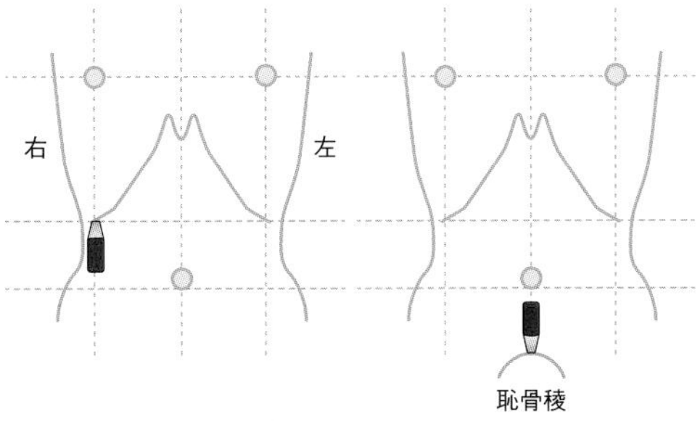

モリソン窩（左図，p.44～参照）とダグラス窩（右図，p.62～参照）の両方に腹水を示す黒いエコー像，あるいは血液や膿などの貯留を示す黒いモヤモヤしたものが浮いているエコー像がみられないかを確認しましょう．

実際のエコー像をみてみよう

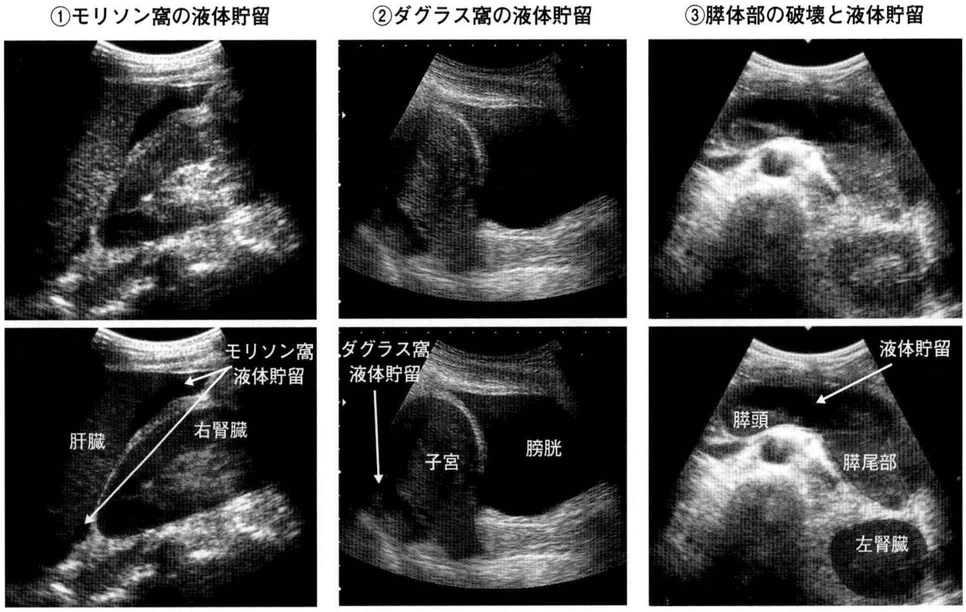

図4-1-44　急性壊死性膵炎により発症した汎発性腹膜炎

①，②：モリソン窩とダグラス窩の両方に液体貯留が認められる．特にダグラス窩（②）では溜まっている液体内にモヤモヤしたエコーが確認できる．
③：膵頭部と膵尾部だけが残り，膵体部は液状に変化している．急性膵炎によって膵臓が自家融解している．
本症例は，患者が腹部全体の強い痛みと膨満感を訴えており，エコーではモリソン窩とダグラス窩の両方に液体貯留がみられ，膵体部に融解像と液体貯留が認められる．患者の訴えとエコー像から，汎発性腹膜炎に矛盾しないエコー像であると判断できる．

アドバイス

汎発性腹膜炎の原因が消化管穿孔，腹腔内臓器の炎症波及，腹腔内がんの腹膜播種のいずれであっても，**モリソン窩とダクラス窩の両方に液体貯留**を認める点では共通しているため，ポケットエコーでは原因を追及するよりも先に，まずモリソン窩とダクラス窩の観察を行い，液体貯留がみられたら**いち早く医師に報告しましょう**．

イレウス（腸管麻痺）

どんな疾患？

近年，イレウスに対する概念が大きく変わりました．もともとイレウスは，大きく「麻痺性イレウス」と「絞扼性イレウス」に分けられていました．現在では**機械的・物理的な原因（癒着，ねじれ，内腔がつまる）による閉塞がない状態で，腸管の蠕動運動の低下や消失が起きた状態**をイレウスとよびます．ですから，絞扼性イレウスとよばれていたものは，現在では「絞扼性腸閉塞」とよばれ，**イレウスと腸閉塞は異なる病態**に位置づけられています[7]．

過去の分類である「麻痺性／絞扼性」以外にも，「機能的（＝麻痺性）／機械的（＝絞扼性）」「単純性／複雑性」という分類もありますが，臨床現場では以下の三点の迅速な判断が大切であり，分類名にこだわる必要はありません．

・イレウスかどうか

・イレウスの原因は何か

・緊急手術が必要か，イレウス管による減圧で経過観察可能か

現定義の「イレウス」＝「腸管麻痺」＝「旧呼称：麻痺性イレウス」は，**嘔気・嘔吐・腹部膨満感**を主症状として，限局しない腹部全体の痛みを伴います．ただし，**腹痛を訴えないこともあり**，また，**嘔吐により腹痛が一時的に治まる**こともよくあります．

そもそも，イレウスは腹腔内臓器の炎症，虚血，壊死などによって**腸管の蠕動運動が著しく低下，あるいは消失した状態（腸管運動を司っている自律神経の機能不全）**です．腸管が動かないため，中に溜まった食物残渣，腸液，そして消化管ガスが出ていかない状態となり，腸管内の圧力が異常に上昇して嘔吐，腹部膨満感，痛みが出現します．代表的な原因としては，**急性胆囊炎，急性膵炎，虚血性大腸炎，消化管穿孔**などがありますが，前項で述べた汎発性腹膜炎でもイレウスが起きます．

はじめから，急性胆囊炎，急性膵炎，虚血性大腸炎，消化管穿孔など原因がわかっていればよいのですが，嘔吐をして腹痛を訴えている場合，**「イレウスになっているか否か」**の証拠が欲しいところです．そこでポケットエコーの登場です！

詳細な評価はできなくとも，とにかく，**患者さんの訴えや症状の原因がイレウスである可能性があるという情報を医師に伝える**ことができれば，医師による早期の原因究明や処置につながることは間違いありません．

イレウスを観察する時のプローブの位置はここ！

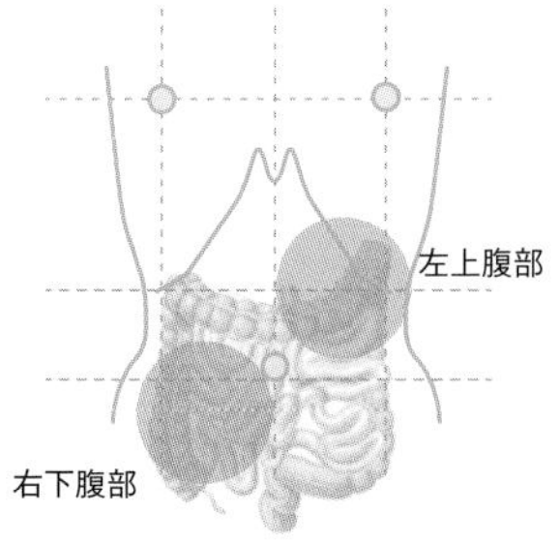

- **位置**：左上腹部と右下腹部
- **方向**：特定の方向はなし

イレウスでは腸管全体が観察対象となるため，プローブも特定の位置や方向ではなく，エコーで観察しうる部位を広範囲に観察します．

エコー像のチェックポイント

イレウスのエコー像に特徴的な以下の所見がみられないか観察してみましょう．

- □黒く蛇行した管がみられるか
  （ただし，管の中が真っ黒ではなく，白い浮遊物が見えることもある）
- □腸管内に無数の白いヒダがある「キーボードサイン」がみられるか
- □左上腹部にのみ上記のようなイレウスに特徴的なエコー像がみられる
  ⇒イレウスの原因が臍より上に存在している可能性あり
- □右下腹部にのみ上記のようなイレウスに特徴的なエコー像がみられる
  ⇒イレウスの原因が臍より下に存在している可能性あり
- □左上腹部と右下腹部の両方にイレウスに特徴的なエコー像がみられる
  ⇒汎発性腹膜炎を起こしている可能性あり

実際のエコー像をみてみよう

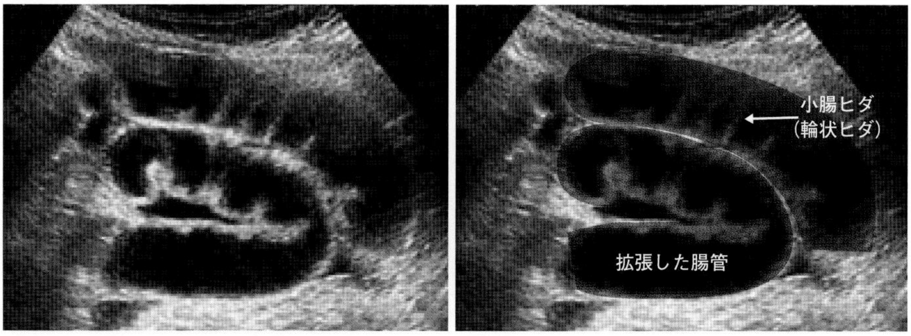

図4-1-45　**イレウスの典型的なエコー像①**

黒く蛇行した管のように見えるのが拡張した小腸である．通常，小腸は蠕動運動をしながら腸管内容物を常に吸収し，大腸へ送っているので，このように小腸が水や液体で満たされていることを示す黒い管状の蛇行したエコー像として見えることはあり得ない．また，拡張した腸管内にある無数の「白いヒダ」（ピアノの鍵盤状に見えることからキーボードサインとよばれる）もイレウスに特徴的な所見である．このヒダは小腸内壁の輪状ヒダ（図4-1-47）であり，小腸特有の構造である．

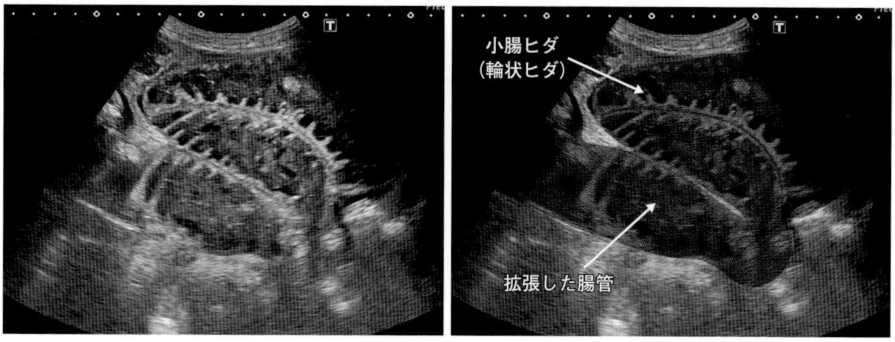

図4-1-46　**イレウスの典型的なエコー像②**

図4-1-45とは異なり，拡張した小腸内に小さな白い点が無数に浮遊している．これは食物残渣であり，拡張して蛇行した管の中は必ずしも図4-1-45のように「黒い」とは限らない．しかし，キーボードサインはしっかりと確認できる．

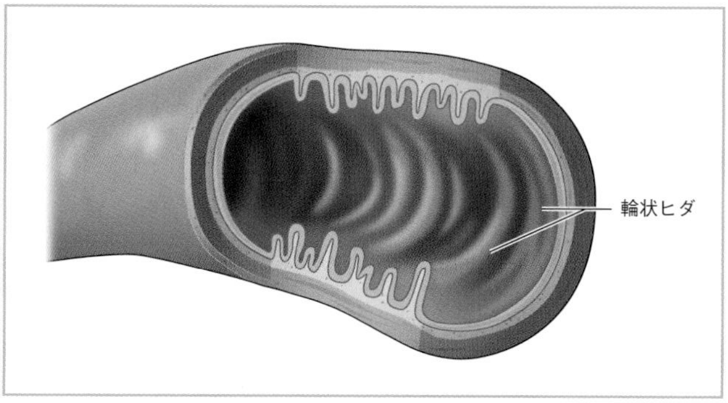

図4-1-47　**小腸内壁の輪状ヒダ**

アドバイス

嘔気，嘔吐，腹部膨満感，腸音の減弱，腹痛のある患者さんでは，**「イレウスに特徴的なエコー像がないか」**を確認し，もし該当するエコー像がみられた場合には，**「左上腹部と右下腹部のどちらでよく見えるのか」**を確認しましょう．特に在宅看護でこのアセスメントができれば，**反応が乏しい患者さんのケアにおいて強力なツール**となります！

9 部位を特定できない背部全体の痛み

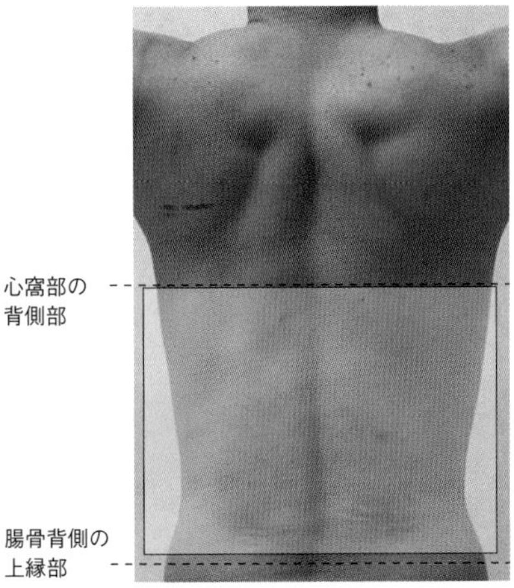

部位	心窩部の背側部～腸骨背側の上縁 （両側背部～腰部）
訴え	心窩部から背中に放散するような痛み 突き抜けるような痛み 側腹部から腰背部に移動する痛み 部位の特定不能な痛みや症状
原因	整形外科領域の原因（胸椎・腰椎のトラブル，圧迫骨折など），急性膵炎，水腎症，腹部大動脈瘤・解離など

PART 4-1-[4]左右側腹部～腰背部痛（p.53～）では，その原因として腎臓に由来する病態が重要であることから，代表的な疾患である腎結石，尿管結石，水腎症について紹介しました．本項では，両側背部～腰部までの部位を特定できない痛み，心窩部から背中に放散するような痛み，突き抜けるような痛み，あるいは側腹部から腰背部に移動する痛みに対するポケットエコーによるアセスメントのポイントをまとめます．

両側背部～腰背部の痛みの原因としては，まず**整形外科領域の疾患**が鑑別にあがります．特に高齢の患者さんの場合は**胸椎・腰椎のトラブル（圧迫骨折など）**が多く，「体を動かすと痛みが増強する」「痛みで体を動かすことが困難」など，整形外科領域の原因が疑われる訴えがある場合は，ポケットエコーでのアセスメントの範疇外となるので，**通常のアセスメント後，速やかに医師へ報告してください**．

エコー像のチェックポイント

部位の特定ができない背部全体の痛みを訴える患者さんへのポケットエコーによるアセスメントでは，以下の3点がチェックポイントとなります．すべて，これまで解説してきた疾患ですから再確認しておきましょう．

- □ **急性膵炎が疑われる所見がないか** ☞p.34参照
  〔急性膵炎に伴う膵周囲の液体貯留や膵周辺の腸管に生じるイレウス（p.77～）がないかのチェックだけでもOK！〕
- □ **痛みのある側の腎臓に水腎症が疑われる所見がないか** ☞p.56参照
- □ **腹部大動脈に瘤や解離が疑われるエコー像はないか** ☞p.36参照

2　胸部の痛みや違和感

はじめに―胸部症状の訴えと原因疾患

胸部症状にはさまざまな訴えがあり，その訴えによって原因も大きく異なります．日常臨床の現場で遭遇することの多い症状とその原因として考えられる疾患を図4-2-1に示します．

図4-2-1の①のような訴えがあった場合にもっとも注意すべき病態は，**急性冠症候群**(ACS：Acute Coronary Syndrome)です．急性冠症候群は冠動脈が動脈硬化などで狭窄を起こし，狭窄部より末梢の心筋で虚血や梗塞を起こすものの総称で，**急性心筋梗塞**や**不安定狭心症**が含まれます．ちなみに，①の症状がみられた場合には**胸部大動脈瘤**や**解離**も疑われますが，これらは**ポケットエコーの範疇外**(造影CTが第一選択)です．

図4-2-1の②の動悸は原因が多岐にわたりますが，おもに不整脈(多発する期外収縮や心房細動など)，あるいは不整脈の出現を増加させる心不全(慢性・急性)が疑われます．これらの循環器疾患で動悸が起こることは容易に想像がつきますが，落とし穴があります！　それは中年以降の女性に多くみられる甲状腺疾患です．特に**甲状腺機能亢進症**(バセドウ病や亜急性甲状腺炎など)では頻脈となり動悸を感じる方がいます．循環器疾患の既往がない女性で，頻脈による動悸を訴えている場合は，甲状腺機能亢進症で出現するエコー像を知っていると確認ができます．

図4-2-1の③の呼吸器症状では，当然，最初に浮かぶ病態は呼吸器疾患です．呼吸器疾患は基本的に胸部X線検査や胸部CTなどで評価されます(もちろん，バイタルサイン，血液ガス分

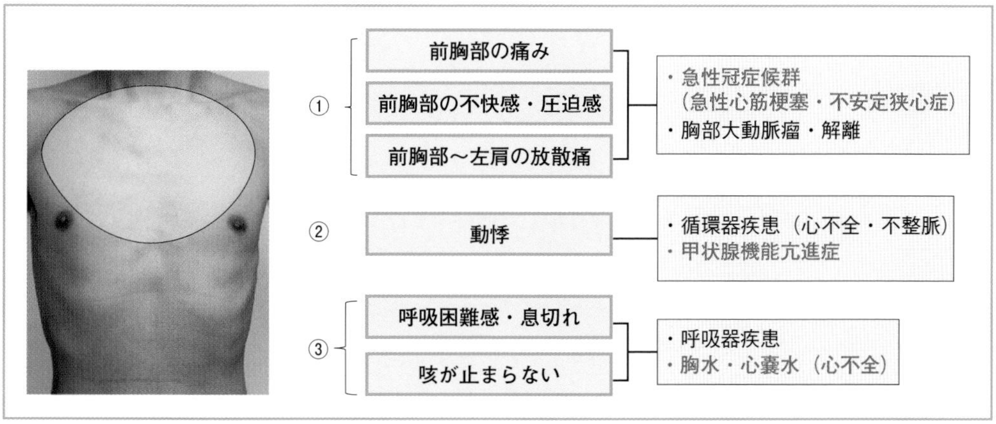

図4-2-1　**胸部症状と代表的な関連疾患**

析，呼吸機能検査なども併用します）．しかし，胸部X線・CT検査は被曝の問題もあり，毎日のように実施することはできません．そこでポケットエコーの登場です．呼吸器疾患に伴う胸水や，呼吸器疾患に右心不全を併発している場合の心嚢水などの溜りを経時的に確認することができ，とても有用です．

1 前胸部の痛み・違和感，前胸部～左肩の放散痛 ―急性冠症候群（ACS）の評価

訴え	「胸が痛い，しめつけられる」 前胸部の痛み，前胸部の不快感・圧迫感，前胸部～左肩への放散痛などを訴える
原因	急性冠症候群（急性心筋梗塞・不安定狭心症） 胸部大動脈瘤・解離など

前胸部の痛みや不快感・圧迫感，前胸部～左肩への放散痛の原因となる疾患のなかで，ポケットエコーの適応となる**急性冠症候群**の観察方法と所見の見方を学んでいきましょう！

どんな疾患？

急性冠症候群は**急性心筋梗塞**と**不安定狭心症**を指す症候名です．いずれも，胸痛，胸部圧迫感，胸部からの放散痛が急に出現して，その痛みや圧迫感が体位や呼吸によって変化せず，経時的に増強していくことが一般的です．

さて，日常の臨床現場で患者さんが急な胸痛を訴えた場合，悠長にポケットエコーで心臓などを観察していてよいでしょうか．あり得ませんね．当然，まず**モニター心電図**，**十二誘導心電図**を確認するでしょう．さらに緊急検査で，生化学検査，血算データ，ミオグロビン，トロポニンIなどを確認するはずです．場合によっては循環器医師が自ら心エコーを実施します．

本書は心電図の解説書ではないので詳しい説明は割愛しますが，胸痛患者に対しては，モニター心電図・十二誘導心電図ともに**ST変化**を最重視します（図4-2-2）．梗塞部位や病型によってSTの上昇あるいは低下を示しますが，いずれにせよ心筋の虚血が現在進行形で進んでいる場合はST部分に何らかの変化が出現します．

さらに，心筋破壊を示す検査データとして，CK-MB，ミオグロビン，トロポニンI，Tの上昇を確認します（ただし，これらの検査データは発症後ある程度の時間が経過しないと異常値として現れません）．

では，心電図や検査データが第一選択となる急性冠症候群の急性心筋梗塞や不安定狭心症疑いの患者さんに対して，ポケットエコーはどのような役割を果たすのでしょうか．これは看護の領域（専門分野）によって変わってきます．

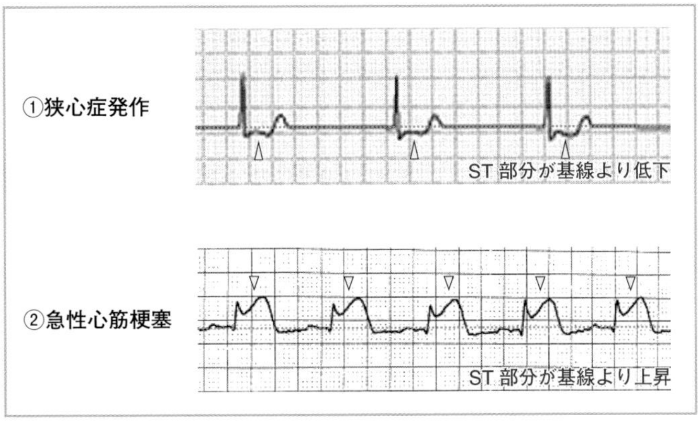

図4-2-2　**狭心症発作時，急性心筋梗塞発症時のモニター心電図の一例**

①狭心症発作．ST低下がみられる，②急性心筋梗塞．ST上昇がみられる．急性心筋梗塞の梗塞部位によってはSTが上昇せず，逆に著しいST低下を示す場合がある．また，狭心症でも異型狭心症とよばれるものではSTが上昇する．

急性期病棟

患者さんが胸痛を訴えたら，**いち早く心電図のチェックをすると同時に，迅速に医師に報告**すべきです．あえてポケットエコーでアセスメントを行う**利点はない**といえるでしょう．

慢性期病棟（回復期リハビリテーション病棟，地域包括ケア病棟など）

急性期病棟の場合と同様，迅速に心電図をチェックし，医師に報告します．

在宅（訪問看護）

訪問看護で在宅療養中の患者さんが胸痛を起こしている，または，ご家族等から「胸痛を起こしているので見に来てほしい」との連絡があった場合，本来であれば，心電図波形でST変化を見たいところですが，訪問看護師は常に小型心電計（小型モニター）を携帯しているわけではありません．心電計やモニターがない場合は，バイタルチェック後，ただちに医師に連絡して訪問診療をしてもらうか，医師の判断あるいは自らの判断で救急要請をすることになります．その際，**医師が到着するまで，あるいは救急車が到着するまでの時間に，ポケットエコーで心臓の動きを確認する**ことは可能であり，有用です．

心臓の動きを観察する時のプローブの位置はここ！

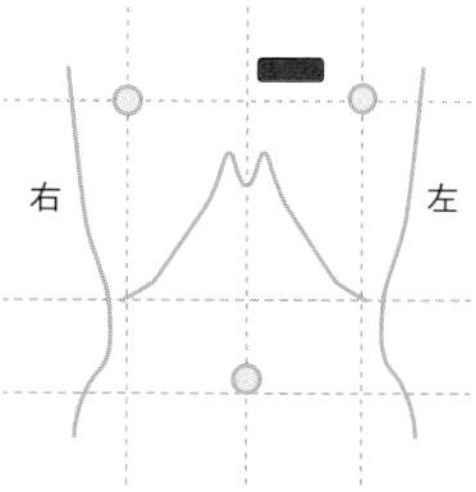

- **位置**：横の乳頭線よりも1～2肋間上の胸骨の左縁
- **方向**：決まった方向はないため，下図のエコー像（左室長軸断層像，図4-2-3参照）が得られる方向を探す

心臓をエコーで観察する場合は，PART 1-3で述べたとおり，口径の小さな**セクタ型プローブ**がベストですが（p.8の図1-3-2），ポケットエコーの機種によってはコンベックス型（かまぼこ型）とリニア型のプローブのみのものもあるため，その場合は**コンベックス型プローブ**で観察しましょう．

PART 3の「プローブの位置とエコー画像の関係　3つのルール」（p.26）のルール2で，「プローブを身体の正中（体幹）に対して横向きにあてた時，画面の右側が患者さんの左側になるようにする」と述べましたが，心臓を観察する場合は例外です．下図のようにエコー像の右側（赤丸部）が患者さんの右側（プローブの赤丸部）になるようにプローブをあててください．

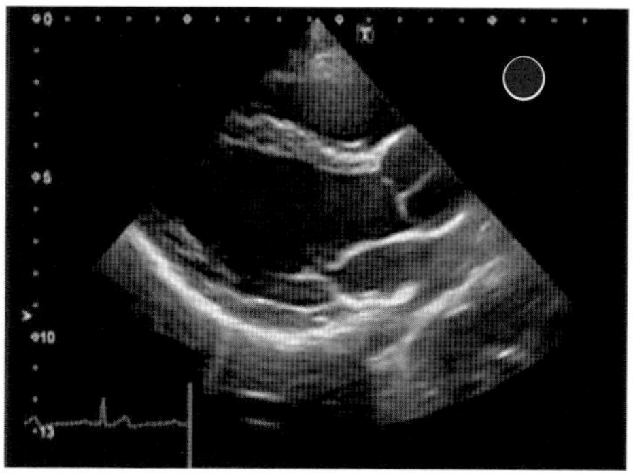

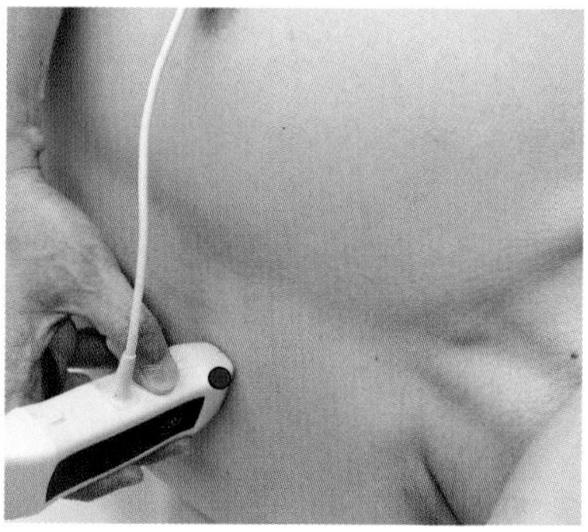

実際のエコー像をみてみよう

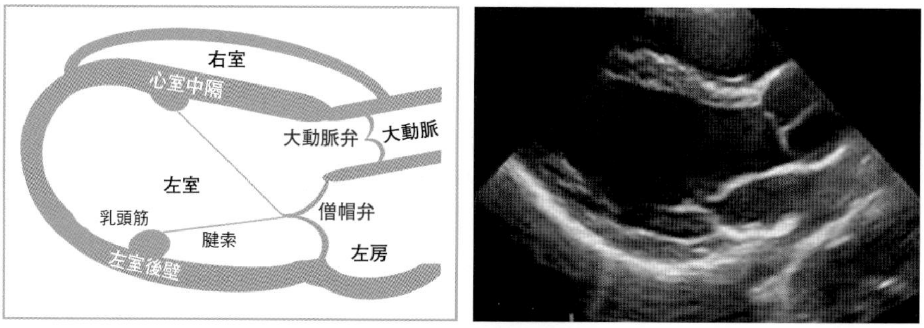

図4-2-3　心エコーの代表的な観察部位「左室長軸断層像」

上述のプローブ位置からは左房，左室，大動脈を中心とした部分（左室長軸断層像という）を観察できる．左室長軸断層像は心臓の動き，すなわち左室の壁運動（おもに心室中隔と左室後壁）の観察に使用される断層像で，心エコーにおいてとても重要である．左室の壁運動以外にも弁膜（僧帽弁・大動脈弁）の動きや状態（狭窄や閉鎖不全）なども観察できる．

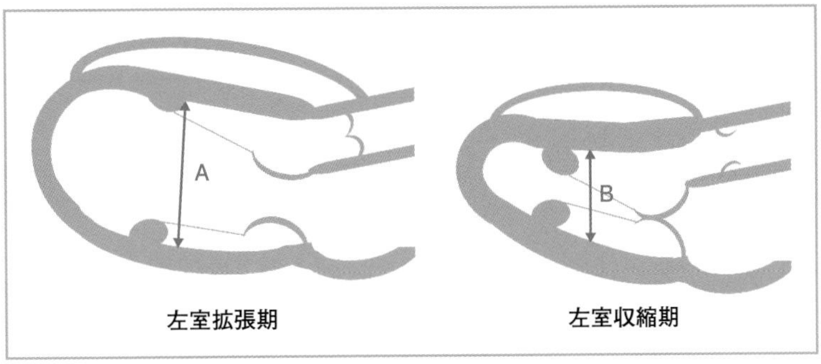

図4-2-4 心臓の動き(＝左室の壁運動)の模式図

左室は「拡張期」と「収縮期」という２つの時相によって壁運動が制御されている．すなわち，左室拡張期における左室内腔(A)と，収縮期における左室内腔(B)の差で左室の壁運動を評価することができる．AとBの差が少なくなるほど，左室の壁運動が低下している，つまり心臓の動きが悪いことを意味している．
左室壁運動を正確に評価するには，AとBの長さを計算式に代入して左室の駆出率などを求める必要があるが，ポケットエコーでは計測機能を有する装置が限られている．しかし，計測まではできなくとも，「心臓の動きが明らかに悪くなっていないか」(図4-2-5，図4-2-6)，「心臓の周りや胸腔内に明らかに水が溜まっていないか」(p.89の図4-2-9参照)といった情報を医師に提供できるだけで十分有意義である．

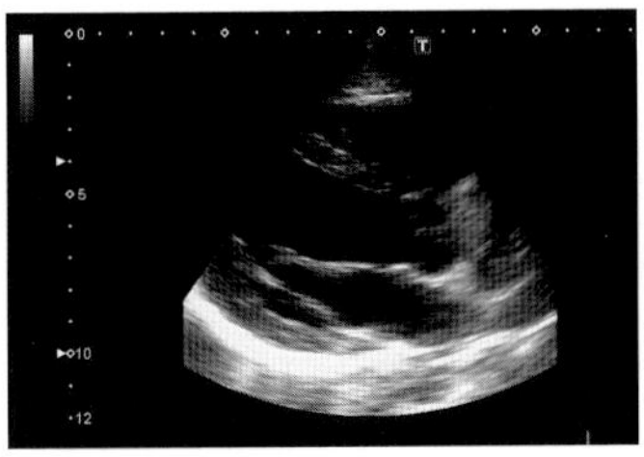

図4-2-5 心臓の動き(左室の壁運動)が正常な例(動画)

＊動画コンテンツの視聴方法についてはp. ii を参照のこと．

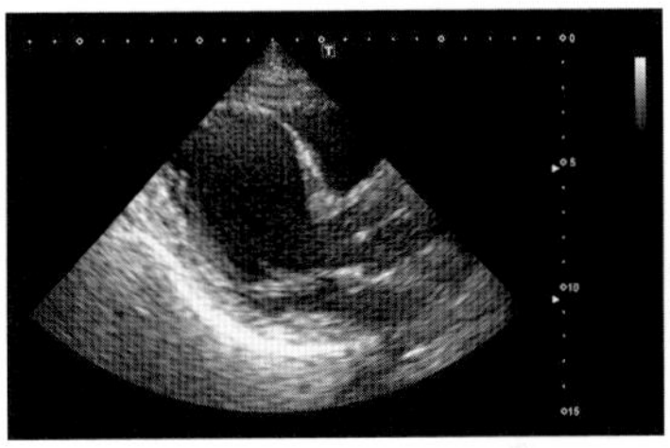

図4-2-6 心臓の動き(左室の壁運動)が明らかに不良な例(動画)

＊動画コンテンツの視聴方法についてはp. ii を参照のこと．

アドバイス

急性冠症候群の急性心筋梗塞や不安定狭心症疑いの患者さんの心臓の動きを確認する際，訪問看護の現場においてはポケットエコーが有用，と述べました．しかし，訪問看護に携わっていなくても，ポケットエコーで心臓の動きの見方を知っておくことはとても有意義です．

ここまで，「急性冠症候群」の急性心筋梗塞について述べてきましたが，循環器疾患での入院や在宅療養ではないけれども，過去に急性心筋梗塞の既往がある(＝「**陳旧性心筋梗塞**」といいます)患者さん，あるいは経皮的冠動脈インターベンション(Percutaneous Coronary Intervention，PCI)や冠動脈バイパス術(Coronary Artery Bypass Grafting，CABG)が行われた患者さんは心臓の動きが低下している可能性が高いので，入院時のルーチンとして行われるアセスメントにポケットエコーによる心臓の動きの観察を追加しても，患者さんに不利益になることは何一つありません．

2 動　悸 ―甲状腺機能亢進症の評価

訴え	「胸がドキドキ(バクバク)する」 甲状腺機能亢進症の場合，心拍数増加(動悸)，高血圧，発汗，体温上昇，口乾，震戦など． 甲状腺機能亢進症の発症は女性に多い
原因	循環器疾患(心不全・不整脈)，甲状腺機能亢進症など

ここでは，動悸の原因として見落としがちな**甲状腺機能亢進症**のポケットエコーでの観察方法と所見の見方を学んでいきましょう．

どんな疾患？

甲状腺機能亢進症は，甲状腺ホルモン(あるいは甲状腺刺激ホルモン)の分泌過剰，またはホルモン活性作用の過剰を起こす病態で，圧倒的に**女性**に多く発症します．**バセドウ病**や**亜急性甲状腺炎**などが有名で，甲状腺ホルモンは全身の臓器に影響を及ぼし，過剰な仕事量を負荷します．したがって，**心拍数増加(動悸)**，**高血圧**，**発汗**，**体温上昇**，**口乾**，**震戦**など，全身の生体機能の亢進状態が出現します．

女性の患者さんで，特に循環器に原因がみられないにもかかわらず動悸(頻脈)の訴えがある時は，前頸部の腫れの有無を目視で確認するとともに，甲状腺をポケットエコーで確認してみてください．

甲状腺を観察する時のプローブの位置はここ！

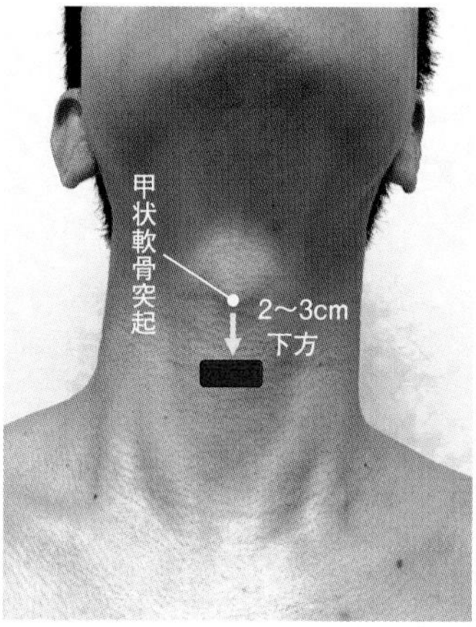

- **位置**：甲状軟骨突起(いわゆる喉ぼとけ)の下端から2〜3cmほど下に横向きであてる
- **方向**：角度はつけず垂直にあてる

プローブは表在に近い部分を観察する際に用いられる**リニアプローブ**(p.8の図1-3-2参照)を使います．
女性は甲状軟骨突起が視認しづらいため，軽く触れて確認します．観察時は頸部に**プローブを強く押しあてては
いけません！** 呼吸困難感，咳・嘔吐の誘発につながることがあります．ゼリーをたっぷりつけて，優しくあてましょう．

実際のエコー像をみてみよう

甲状腺機能亢進症の代表的疾患であるバセドウ病のエコー像を，正常像と比較しながらみてみましょう.

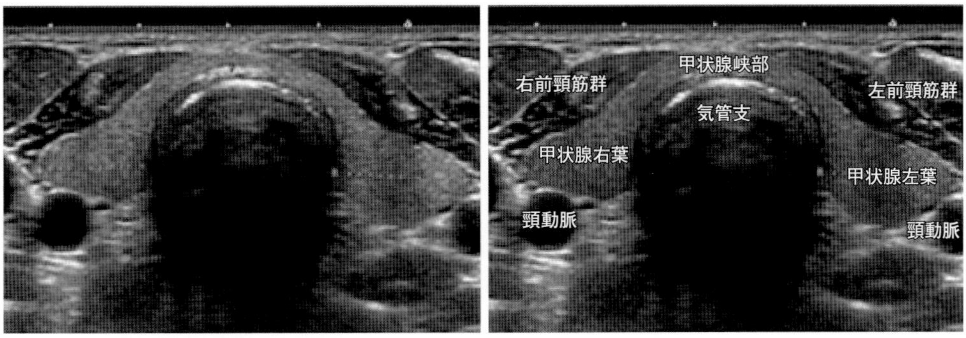

図4-2-7　**正常な甲状腺のエコー像**

甲状腺は大きく右葉，左葉，峡部に分けることができるが，いずれの部分も内部エコーは均一で，甲状腺の表面もとてもスムース(整)である．気管支も甲状腺からの圧迫を受けていない.

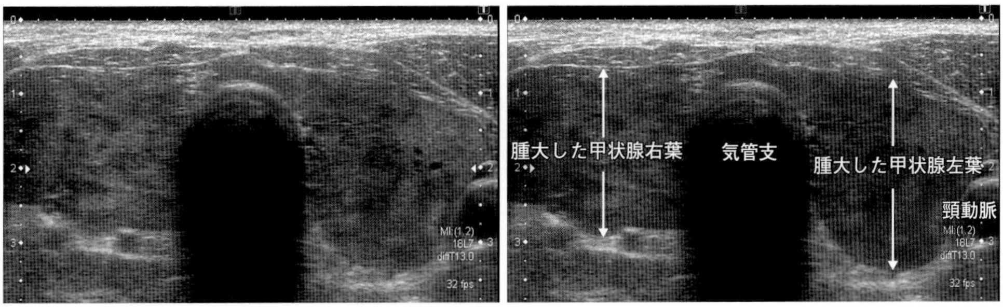

図4-2-8　**甲状腺機能亢進症(バセドウ病)のエコー像**

正常像(図4-2-7)と比べると，明らかに甲状腺の内部は不均一になり，表面も不整である．さらに，甲状腺の右葉と左葉が著しく腫大している(厚みが増している)ことがわかる．このように甲状腺の厚みが増し，腫大しているエコー像をしっかりと覚えておこう.

アドバイス

実際の臨床現場では，バセドウ病をはじめとして未治療の甲状腺機能亢進症に出会うことはまれかもしれません．しかし，動悸の主因となる頻脈が必発する病態ですから，甲状腺機能亢進症を診断から除外するためにもプローブのあて方や所見を知っておきましょう.

3 呼吸困難感・息切れ・咳 ―胸水・心嚢水の評価

訴え	「呼吸が苦しい」「息切れがする」「咳が止まらない」
原因	呼吸器疾患，心不全

呼吸器症状にはいくつかの原因が考えられます．まず疑われる病態は呼吸器疾患ですが，呼吸器疾患の検査の第一選択となる胸部X線やCT検査はどこでも気軽に何度もできる検査ではありません．しかし，ポケットエコーを活用して，呼吸器疾患に伴う**胸水**，呼吸器疾患に右心不全を併発している場合の**心嚢水**などの溜り，**心臓の動き**などを経時的に確認することは可能であり，迅速な対応につながる有用な情報が得られます．そこで本項では，ポケットエコーによる胸水・心嚢水の観察方法を紹介します．

どんな状態？

呼吸器疾患以外の原因で呼吸困難，息切れ，咳(咳嗽)がみられる場合にもっとも疑われるのは**心不全(慢性または急性)**です．心不全では心臓の動きの観察(p.84参照)が重要ですが，さらに簡便に確認できるものとして**胸水**や**心嚢水**の有無があります．

胸水や心嚢水の貯留にはいくつかの原因があります．心不全の際に胸水が出現する成因はおもに2つあります．1つは右心不全による静脈内圧の上昇で，本来は生理的範囲で調整されている胸水の吸収過程が低下する場合です．2つめは左房内圧の上昇により肺静脈圧も上昇し，肺うっ血が高度になるにしたがって，リンパ管からの排出許容をこえてしまう場合です．もちろん，この両方が起こることもあります．

対して，心嚢水はおもに心筋，心内外膜の炎症，心筋の障害(心筋梗塞)などによって発生しますが，心不全における心嚢水貯留の詳細な機序はいまだ明らかになっていません．

胸水や**心嚢水**は，その有無を確認することに加え，それらが存在する場合には**経時的に増減をみていくこと**が重要になります．

胸水と心嚢水を同時に観察する時のプローブの位置はここ！

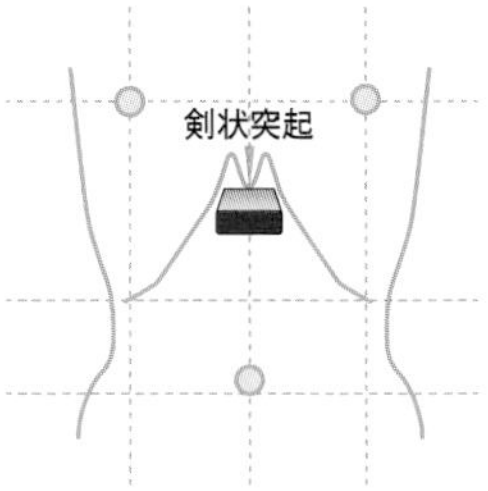

- **位置**：剣状突起直下の心窩部に横向きにあてる
- **方向**：プローブを患者さんの足側に傾け，胸腔内を見上げるような方向にする

心臓をエコーで観察する場合は，PART 1-3で述べたとおり，口径の小さな**セクタ型プローブ**がベストですが(p.8の図1-3-2)，ポケットエコーの機種によってはコンベックス型(かまぼこ型)とリニア型のプローブのみのものもあるため，その場合は**コンベックス型プローブ**で観察しましょう．

実際のエコー像をみてみよう

では，胸水と心嚢水の貯留がみられた例のエコー像をみていきましょう．

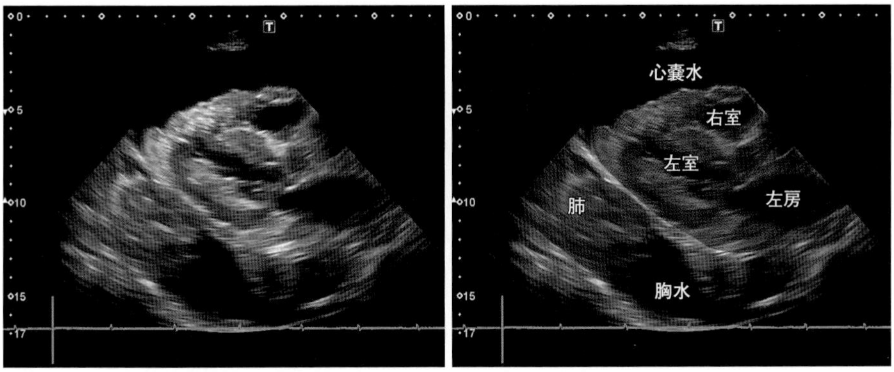

図4-2-9　**心嚢水と胸水を同時に描出したエコー像(肺炎に右心不全を合併した症例)**
心臓の上に真っ黒い領域が確認できる．エコーでは「黒」＝「液体成分」であり，これが心内膜と心外膜の間に溜まった心嚢水である．真っ黒い領域が広くなればなるほど心嚢水が大量に溜まっていることを示す．本症例では心臓の下にも真っ黒い領域が確認できるが，これが胸水である．

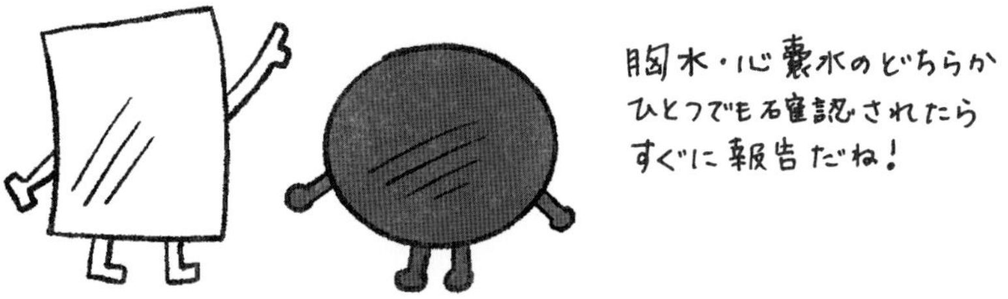

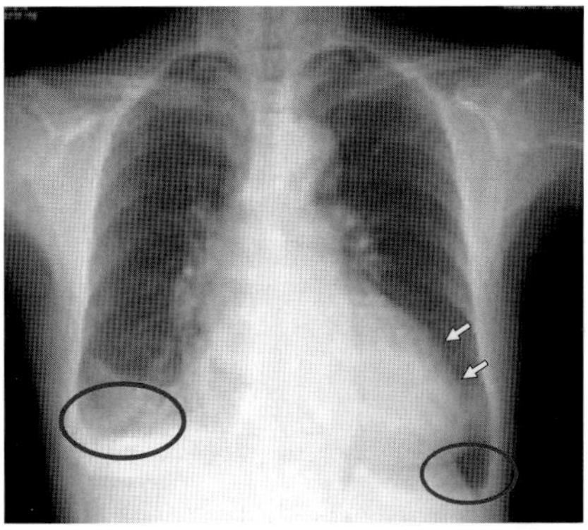

図4-2-10 **図4-2-9と同症例の胸部X線画像**

明らかな心拡大（矢印で示す心臓の辺縁が薄く見える部分が心嚢水），肺尖部の鈍化（赤丸部分．胸水の存在を示す）が認められる．

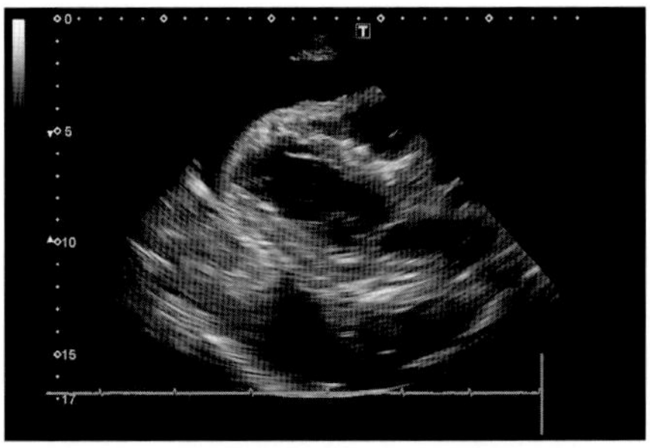

図4-2-11 **心嚢水と胸水の貯留がみられる例（動画）（図4-2-9，10と同症例）**

＊動画コンテンツの視聴方法についてはp. ii を参照のこと．

アドバイス

入院中であれば胸部X線撮影をポータブルでも実施可能ですが，在宅などでは撮影不可能です．また，仮に胸部の聴診を実施しても，水泡音や捻髪音（いわゆる断続性ラ音）の聴取には相当な修練が必要です（実際，近年では微細な断続性ラ音を聴取できる医師も少なくなっているようです）．まして，心嚢水に至っては心音の減弱と心膜摩擦音を聴き取ることはかなり困難と言ってよいでしょう（当然，循環器系の医師であれば聴取しますが）．ですから，「呼吸困難感・息切れ・咳」といった症状を訴えている患者さんに対して，**特に在宅看護領域では，ポケットエコーで胸水や心嚢水の貯留の有無をチェックできることは，大きなアドバンテージになります．**

3　神経学的症状

はじめに―神経学的症状の訴えと原因疾患

神経学的症状は，意識状態，言語(高次機能)，内耳系，脳神経系，運動系，感覚系，反射，協調運動，髄膜刺激症状，起立歩行のいずれかに起因して生じるものであり，患者さんの訴えとその症状を説明しうる神経学的所見を合わせて**神経症候**とよばれています．

本項では，さまざまな神経学的症状のなかで，皆さんの遭遇頻度が高く，かつポケットエコーによるアセスメントがその病態把握に有用と考えられる次の3つの症状を取り上げます．

1．めまいがする　　2．下腿がむくむ　　3．下肢が冷える・痛い

1　めまいがする　―頸動脈の動脈硬化の評価

どんな症状？

めまい[8)]にはいくつかの種類があります．原因で大別すると，おもに内耳機能の問題に起因する**末梢性めまい**，小脳や脳幹部，脳血管障害などに起因する**中枢性めまい**に分けられます．また，めまいの症状(どのようなめまいなのか)で分けると，**回転性めまい**(グルグル回るようなめまい)，**浮動性めまい**(フワフワとした浮遊感のようなめまい)，**立ちくらみ**(立ったり急激に頭を動かすことでふわぁ～と気が遠くなるような感覚)などに分けることができます．

めまいのおもな原因としては，**内耳機能障害**(メニエール病も含みます)，**脳血管障害**(脳梗塞，脳出血，一過性脳虚血)，脳腫瘍，その他に貧血，不整脈，高血圧症，低血圧症，内分泌疾患，ストレスなどがあげられます．

これらの原因のなかでポケットエコーが特に大きな力を発揮しうるのは，**脳血管障害によるめまい**です．頸動脈の動脈硬化によって脳に送られる血流が減少すると，立ちくらみやめまいが現れることがあります．そのため，脳血管への血流低下をもたらす頸動脈の動脈硬化をポケットエコーで確認することはとても有用です．

ただし，**急性のめまい**や，**半身の痺れなど他の症状が併存しているめまい**，**確定診断がついていないめまい**などは，ただちに医師に報告して指示を仰いでください．

頸動脈を観察する時のプローブの位置はここ！

右頸動脈　　　　　　　　　　左頸動脈

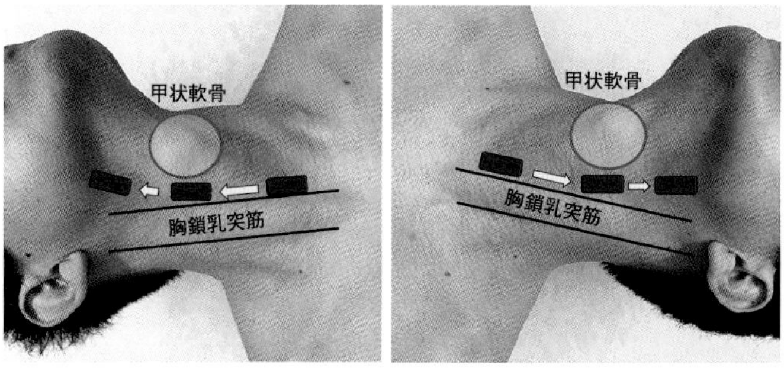

- **位置**：左右ともにプローブを体幹に対し縦にし，甲状軟骨のすぐ横を通るように，胸鎖乳突筋に沿って鎖骨直上～下顎直下まであてる
- **方向**：プローブは傾けず，垂直にあてる

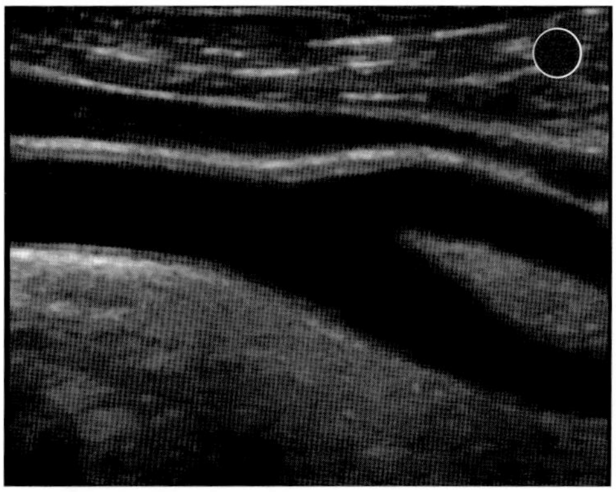

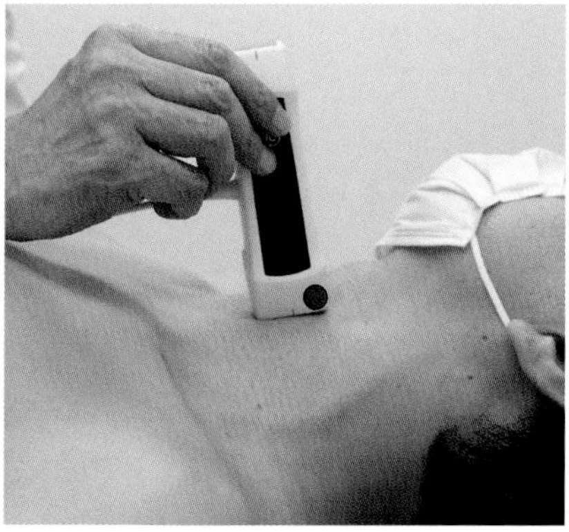

PART 3の「プローブの位置とエコー画像の関係　3つのルール」（p.26～）のルール3で，「プローブを身体の正中（体幹）に対して縦向きにあてた時，画面の右側が患者さんの足側になるようにする」といいましたが，頸動脈を観察する場合は例外です．上図のようにエコー像の右側（赤丸部）が患者さんの頭側（プローブの赤丸部）になるようにプローブをあててください．
プローブは表在に近い部分を観察する際に用いられる**リニアプローブ**（p.8の図1-3-2参照）を使います．プローブを頸部にあてる際は，**決して強く押し付けてはいけません．迷走神経反射**を起こしてしまうおそれがあります．

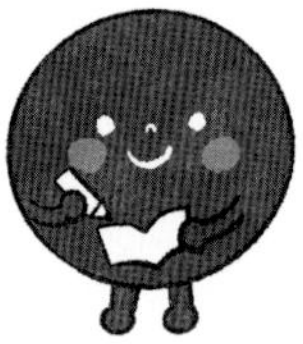

『プローブを押し付けないように注意！』
メモしておこうっと。

実際のエコー像をみてみよう

頸動脈の動脈硬化の有無を確認する機会は多くないかもしれませんが，動脈の構造は**下肢動脈，腹部大動脈などと一緒**なので，頸動脈の動脈硬化のエコー像が理解できれば，他の動脈硬化の有無も評価できるようになりますよ！

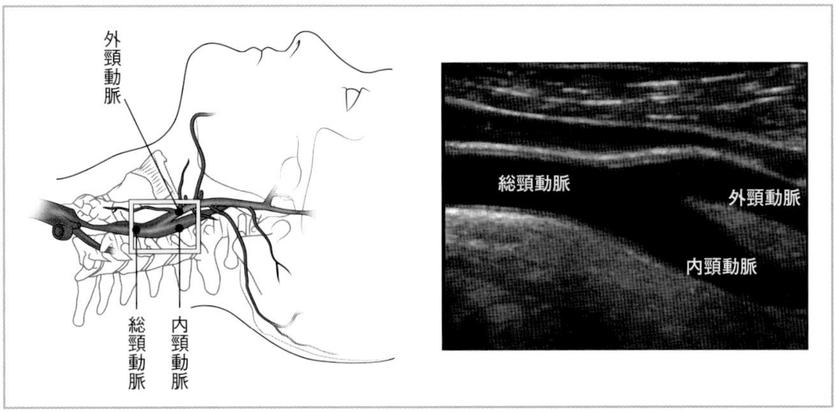

図4-3-1　**頸動脈の解剖とエコー像**

頸動脈にプローブをあてると，総頸動脈と内頸・外頸動脈の分岐が描出される（左図の囲み部分）．この分岐部周辺は頸動脈においてもっとも動脈硬化が多発する部分であるため，必ずチェックする．

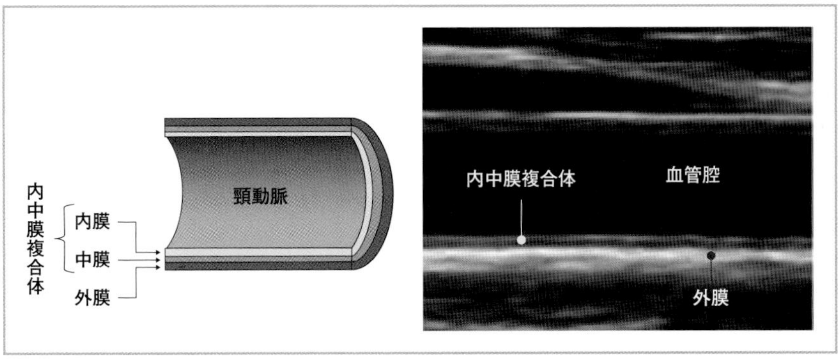

図4-3-2　**動脈の構造とエコー像**

動脈は内側から内膜，中膜，外膜の三層構造となっている．しかしエコー像では，血管腔が「黒」，内膜と中膜が合わさった部分（内中膜複合体）が「薄い灰色」，外膜が「白」で描出されるため，動脈の内膜と中膜を区別できない．動脈硬化はこの内中膜複合体（正確には内膜から）に発生する．

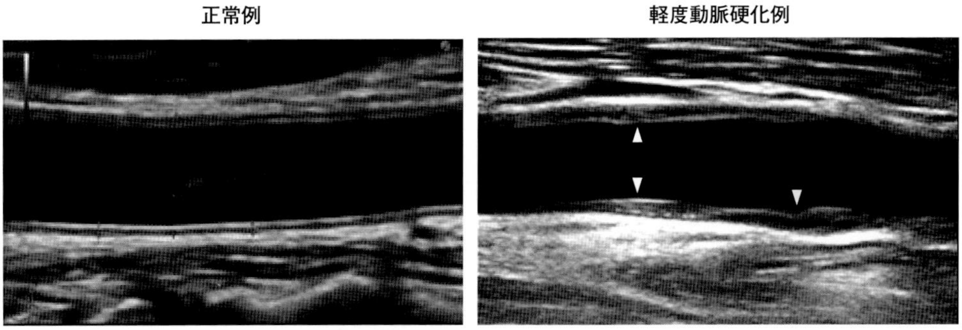

図4-3-3　**正常な頸動脈および軽度の動脈硬化を有する頸動脈のエコー像**
正常例の内中膜複合体はとても薄く(1.0mm以下)，均一であるのに対して，軽度の動脈硬化がみられる例では内中膜複合体が明らかに肥厚しており(白矢頭)，血管の内側(血管の内腔側)がボコボコと不整である(黄矢頭)．このように動脈硬化を起こしている部分を動脈硬化巣(プラーク)という．

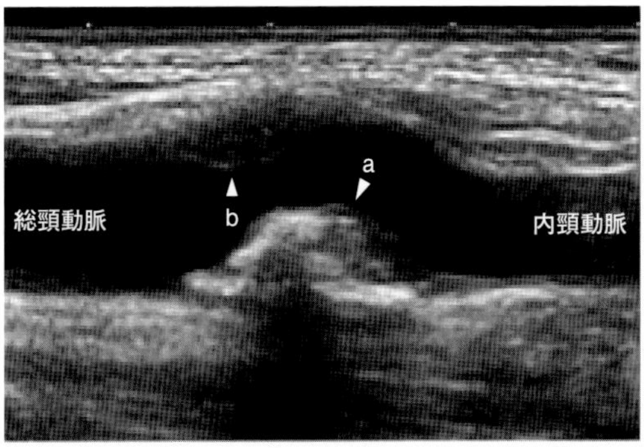

図4-3-4　**進行した動脈硬化を有する頸動脈のエコー像①**
総頸動脈と内頸動脈の境界部に大きな隆起を認める(a)．隆起の中には音響陰影を伴う白いエコーも確認でき，石灰化を伴う硬い動脈硬化巣(ハードプラーク)と考えられる．さらに，aとは異なる薄いグレーの隆起(b)も確認できる．これも動脈硬化巣(プラーク)であるが，bは軟らかい動脈硬化巣(ソフトプラーク)であり，ちぎれて脳へ飛ぶと脳の血管に詰まり，脳梗塞を引き起こすおそれがある．
このように，動脈硬化巣には硬いプラークと軟らかいプラークが存在し，多くの場合，混在している．

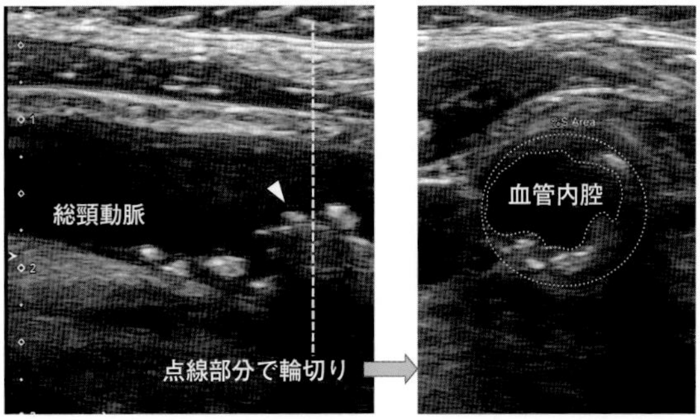

図4-3-5　**進行した動脈硬化を有する頸動脈のエコー像②**
総頸動脈と内頸動脈の境界部にボコボコとしたプラークが存在する(矢頭)．この部分を輪切りにすると，血管内腔がかなり狭窄していることがわかる(右図)．

アドバイス

動脈硬化の評価では，**動脈内腔がどれだけ狭くなっているか(狭窄率)**が重要な指標となります．一般的に，75%以上の狭窄があると**有意狭窄**といいます．**動脈硬化のエコー像の見方や評価法は頸動脈，下肢動脈共通**であるため，**閉塞性動脈硬化症(ASO)**の評価にも応用できます(p.99～参照)．

2 下腿がむくむ ―下肢静脈内血栓の評価

どんな症状？

下腿浮腫の原因は大きく4つに分けることができます(図4-3-6)．多くの場合は浮腫に対応する基礎疾患(例：慢性心不全，慢性腎疾患，肝硬変など)が存在します．しかし，こういった基礎疾患の有無にかかわらず，**在宅で寝たきりの患者さん，全身麻酔による術後あるいは人工関節置換術後の患者さんの離床前の下肢静脈内血栓，すなわち下腿の深部静脈血栓症(Deep Vein Thrombosis，DVT)の有無の評価**は重要です．そして，**ベッドサイドにおけるDVTチェックはポケットエコーの得意分野です！**

本項では，下腿浮腫(特に左右差がある場合)や術後離床前に行うDVTの評価について解説していきます．

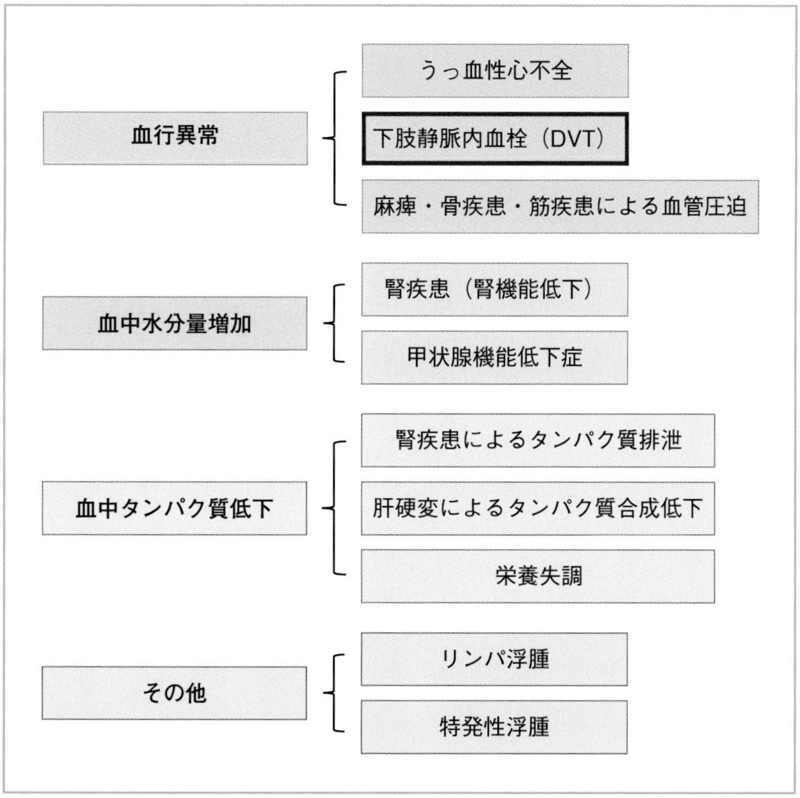

図4-3-6 **下腿浮腫のおもな原因**

下肢静脈のDVT多発部位を観察する時のプローブの位置はここ！

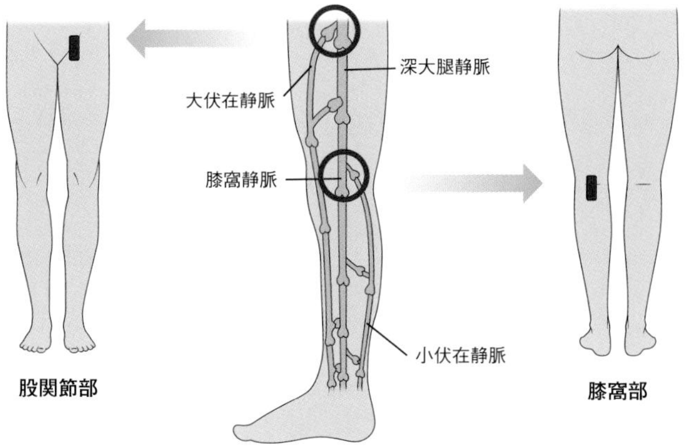

- **位置**：股関節部（深大腿静脈と大伏在静脈の分岐部分）と膝窩部（膝窩静脈と小伏在静脈の分岐部分）に縦にあてる
- **方向**：プローブは傾けない

ベッドサイドでDVTをチェックする場合は，**赤丸で囲んだDVT多発部位**をしっかりと確認しましょう．なお，**膝窩部にプローブをあてる場合は，うつ伏せでなくとも，患者さんに軽く膝を立ててもらえばあてることができます**．プローブは頸動脈を観察する場合と同様，**リニア型プローブ**（p.8の図1-3-2参照）を使います．

実際のエコー像をみてみよう

左右の股関節部と膝窩部を確認します．所要時間は両側合わせても**5～10分程度**で観察可能です．

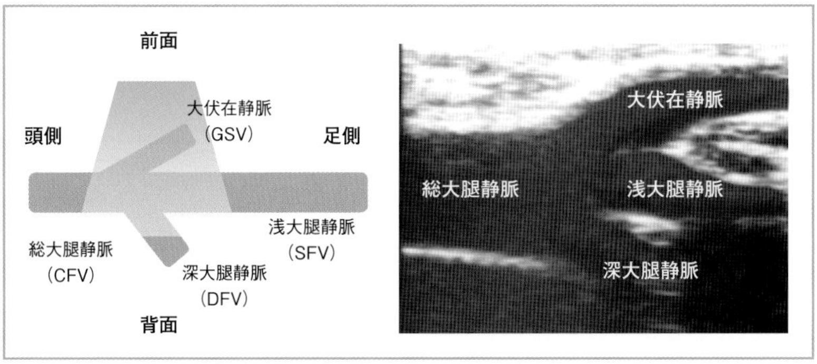

図4-3-7　**股関節部（深大腿静脈と大伏在静脈の分岐部分）の下肢静脈の走行と同部の正常例のエコー像**

血管内腔は黒く，プラークを示すグレーや白いエコー像もみられない．

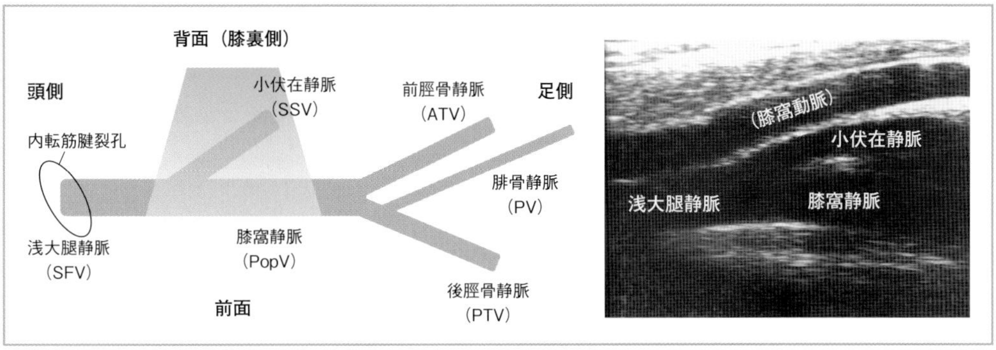

図4-3-8　**膝窩部（膝窩静脈と小伏在静脈の分岐部分）の下肢静脈の走行と同部の正常例のエコー像**

図4-3-7同様，エコー像にプラークはみられない．

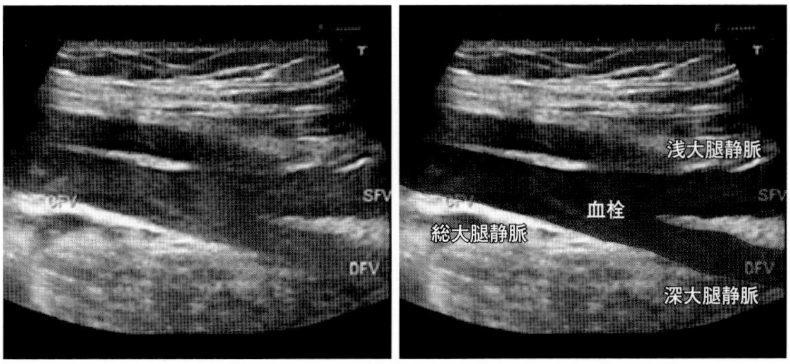

図4-3-9　**総大腿静脈〜大腿静脈（浅・深）の広範囲にDVTが存在する例のエコー像**

股関節部から観察したエコー像である．総大腿静脈から浅・深大腿静脈の広範囲にかけて，本来は黒い血管内腔がすべて薄いグレーに見える．これは明らかに血液のエコーではなく，血餅となった血液＝血栓である．つまり，右図のピンク色で示した部分はすべて血栓である．

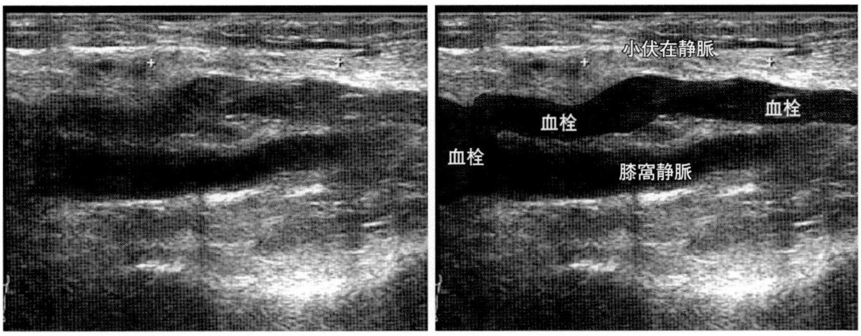

図4-3-10　**膝窩静脈分岐の直前〜小伏在静脈にDVTが存在する例のエコー像**

膝窩部から観察したエコー像である．図4-3-9同様，膝窩静脈の基部から小伏在静脈にかけて血管内が薄いグレーを呈している部分（右図のピンク色で示した部分）がすべて血栓である．

アドバイス

図4-3-9，図4-3-10はいずれも大きなDVTであり，この患者さんが離床したり，術後リハビリをこのまま開始したりした場合，DVTが静脈からはがれて肺梗塞を発症し，死に至る危険性があります．ただちに血栓除去手術，静脈内フィルター留置，あるいは血栓溶解療法の対象となる事例です．

このように，**DVTはエコーで比較的確認しやすい**ものです．寝たきりの患者さん，全身麻酔後，人工関節置換術後などの離床前，あるいはベッド上リハビリを始める前の患者さんには，**たとえ下肢の浮腫や腫れなどがなくてもDVTの有無をチェックしておく**ことで，患者さんの生命予後を左右する重大な情報を得ることができます．ぜひ看護アセスメントの一つとしてルーチン化してください．そして，**少しでも「怪しいなぁ」と感じたら，迷わず医師に報告**してください．線溶系検査などを術後のルーチンにしている場合は，その結果も含めて医師が種々の判断と指示を出すはずです．これは在宅でも同様です．在宅で下腿浮腫などが強くなってきた場合は，**浮腫の原因のアセスメント（図4-3-6）とともに，DVTのチェック**もできるとさらに良いでしょう．

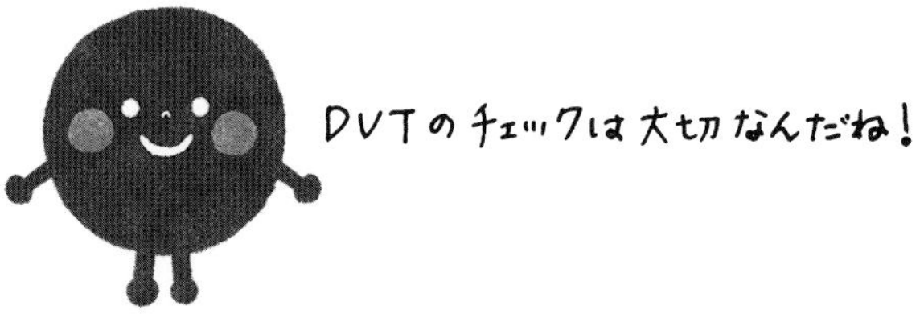

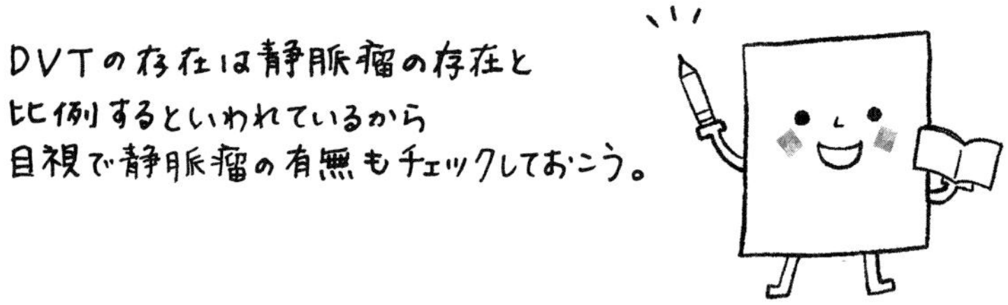

3 下肢が冷える・痛い ―閉塞性動脈硬化症の評価

どんな疾患？

足先をはじめとしたいわゆる下肢の冷感，痛みの原因でもっとも一般的なものは**閉塞性動脈硬化症**(Arteriosclerosis Obliterans，ASO)です．ASOは動脈硬化による下肢動脈の狭窄や閉塞によって，**下肢の冷感，痺れ，痛み**をはじめとして，**間欠性跛行《はこう》**(一定距離を歩行すると「ふくらはぎ」を主とした痛みが出現し，歩くのをやめて5分ほどすると症状が軽減する症状)，**安静時疼痛，潰瘍，壊死**などが出現する病態です(図4-3-11)．

ASOの評価でもっとも一般的で非観血的な検査は，**脈波伝播速度/足関節上腕血圧比**(Pulse Wave Velocity/Ankle-Brachial Index，PWV/ABI)**検査**でしょう．次に行われるのが**下肢動脈エコー検査**や**造影CT検査**，そして**カテーテルによる下肢動脈造影検査**(本検査では検査と同時にカテーテル下での治療も行われることが多い)という順序になります．このなかで，**ベッドサイドや在宅で実施可能なものはエコーだけ**ですから，ASOの評価方法とエコー像の見方を知っておきましょう．

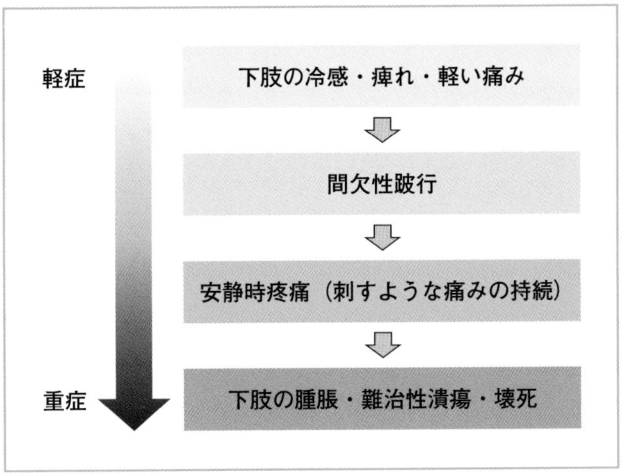

図4-3-11 **ASOの症状と進行度**

下肢動脈のASOを観察する時のプローブの位置はここ！

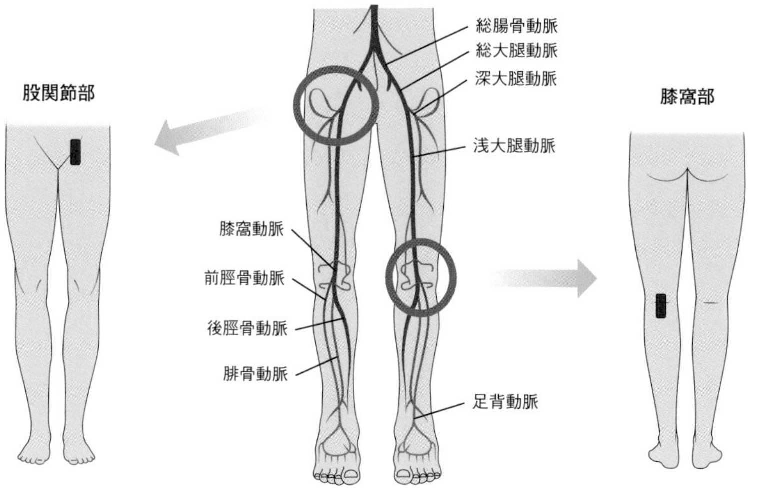

- **位置**：股関節部（総大腿動脈から浅大腿動脈と深大腿動脈に分岐する部分）と膝窩部（膝窩動脈から前脛骨動脈と後脛骨動脈に分岐する部分）に縦にあてる
- **方向**：プローブは傾けない

先述した**下肢静脈のDVT多発部位を観察する時と同様にリニア型プローブを使用し，プローブの位置も上図のとおりほぼ同部位**であることがわかります（p.96参照）．なお，エコーでの観察時に「動脈」と「静脈」を鑑別するポイントは以下のとおりです．

・動脈壁には層構造（p.93の図4-3-2参照）があるが，静脈壁では認められない．

・動脈は拍動をしているが，静脈は拍動していない．

すなわち，**血管壁の構造と拍動の有無**で動脈と静脈を鑑別することが可能です．

実際のエコー像をみてみよう

下肢のASOの基本的な評価方法は，**頸動脈の動脈硬化の評価方法（p.91～）と同様**です．

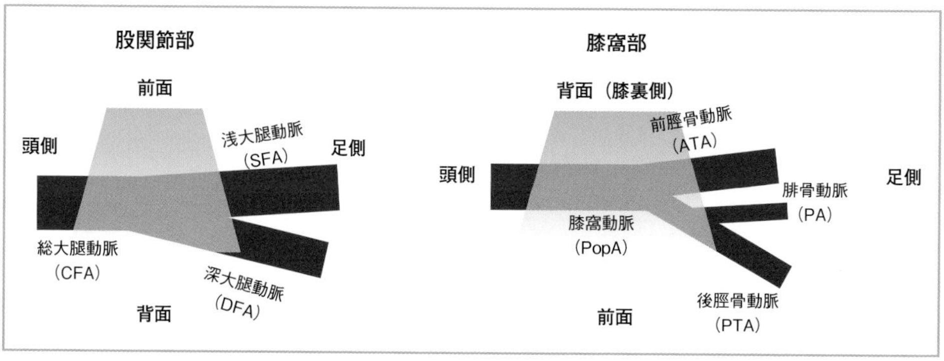

図4-3-12　**下肢動脈の走行とエコーでの見え方**

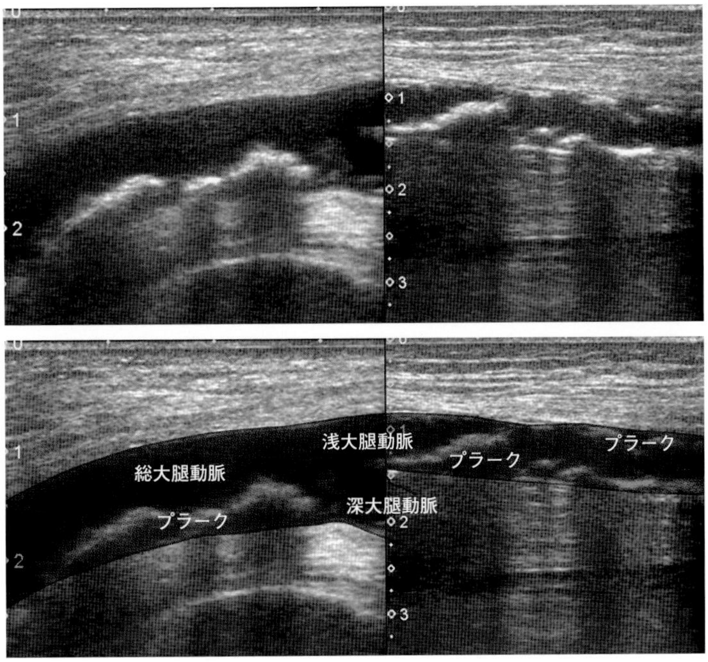

図4-3-13 **総大腿動脈〜浅大腿動脈にASOが存在する例のエコー像**
股関節部にプローブをあてて，総大腿動脈から浅大腿動脈と深大腿動脈の分岐部を見たエコー像である．
総大腿動脈と浅大腿動脈の血管壁にプラーク(動脈硬化巣)を認め，浅大腿動脈にいたっては内腔が著しく狭窄していることがわかる．これが典型的なASOのエコー像である．浅大腿動脈は膝窩動脈，前脛骨動脈を経て足背動脈へとつながっているため，本症例で強い動脈硬化を示している側の足背動脈は脈をほとんど触れない状態であった．

アドバイス

このように下肢動脈のASOは，**エコーにおいて視覚的に評価・把握**することができます．さらに**ベッドサイドや在宅でも容易に観察でき**，患者さんにとっても**無痛，無侵襲**です．ぜひ図4-3-13の典型的なASOのエコー像を覚えておいてください．

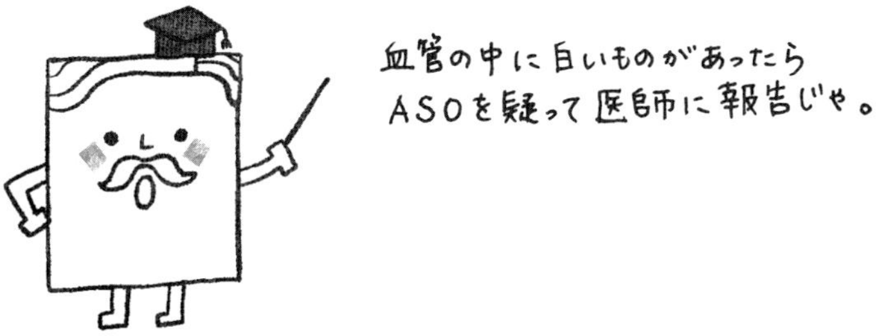

PART 4 文献一覧

1) 急性胆道炎の診療ガイドライン作成出版委員会編：科学的根拠に基づく急性胆管炎・胆囊炎の診療ガイドライン．医学図書出版，2005.
2) 急性膵炎診療ガイドライン2015改訂出版委員会，他編：急性膵炎診療ガイドライン 2015 第4版．金原出版，2015.
3) 日本肝癌研究会編：原発性肝癌取扱い規約 第6版補訂版．金原出版，2019.
4) 坂元亨宇，青笹克之，他編集：癌診療指針のための病理診断プラクティス 肝・胆・膵腫瘍．中山書店，2014.
5) 日本門脈圧亢進症学会編：門脈圧亢進症取扱い規約(第3版)．金原出版，2013.
6) Fernbach SK, Maizels M, Conway JJ：Ultrasound grading of hydronephrosis：introduction to the system used by the Society for Fetal Urology. Pediatric Radiology, 23 (6)：478-480, 1993.
7) 急性腹症診療ガイドライン出版委員会編集：急性腹症診療ガイドライン2015．医学書院，2015.
8) 日本神経学会編：神経学的検査チャート作成の手引き．https://www.neurology-jp.org/news/news_20080715_01.html (2020/3/10アクセス)

PART 5

臨床看護技術をエコーでサポート!

1　採血・血管確保にエコーを活用しよう

ここまで，症状・病態に応じたエコーの描出方法や，それぞれの典型的なエコー像を中心に解説してきました．PART 5では，**日常の臨床看護技術をサポートするエコーの活用法**にスポットをあてていきます．本書では，外来，入院，在宅にかかわらず共通して使える技術として，看護師の皆さんにはまだあまり知られていない次の2つのシーンでの活用法をピックアップしました．

- **血管確認が困難な患者さんの採血・血管確保**
- **褥瘡の深部組織損傷やポケット範囲の確認**

ぜひ，本書を通して日常の臨床看護シーンにおけるエコーの新たな活用法を知っていただき，実践してみてください．まず本項では，採血・血管確保でのエコーの活用法をお伝えします．

採血・血管確保が難しい時，皆さんならどうしますか？

日常の臨床看護シーンで，採血や点滴の血管確保がうまくいかない場面を皆さんも経験したことがあるでしょう．**皮下脂肪が厚く皮静脈までの距離が深い方，血管の蛇行が著明な方，頻回の点滴や採血で刺せる血管がない方，脱水で静脈が虚脱している方**などでは，血管への針の刺入がきわめて困難です．皆さんは，2回，3回と刺入に失敗してしまった時，どうしていますか？

「ずば抜けて採血がうまい看護師に代わってもらう」

「温めたタオルで腕の血管を少しでも拡張させる」

「医師に頼んで動脈採血をしてもらう」

もちろん，それでもよいのですが，採血や血管確保が困難であると事前に予測できる患者さんに対して，「とりあえずチャレンジして1回で成功すればラッキー！」という考えは，この際捨てましょう．何度も針を刺される患者さんはたまったものではありません．まして，針を刺したまま「血管を探る」などという原始的かつ危険な行為は絶対に行うべきではありません．本来は採血も血管確保も，**皮上から目視でき，触知が可能な血管**に対して行うべきであることは基本中の基本です．とはいえ，臨床現場では種々の原因で皮静脈の確認が困難なケースがあることも事実です．では，「皮上から目視できない」，あるいは「何となく触知できるが自信がない」場合，どうしたらよいのでしょうか？

そこでポケットエコーの登場です．ポケットエコーの**リニア型プローブ**（体表に近い部分の観察に適している）を用いて採血や血管確保が可能な皮静脈を探すことができるのです！

採血・血管確保におけるエコーの活用法

採血[1]や血管確保でのエコーの活用法を，尺側正中皮静脈や橈側正中皮静脈からのアプローチを例に説明します．上肢の皮静脈であれば同様の手技となります．

①刺入部の皮膚を広範に消毒する

刺入部の近くにエコーをあてるため，消毒はいつもより**広範囲に**行います．

②皮膚と接するプローブ先端部分を消毒する

プローブの先端部分は不潔ですから，単包のアルコール綿やクロルヘキシジン綿を使用して軽く拭きます．皮膚と同じ扱いでよく，ゴシゴシと擦る必要はありません．**強く擦るとプローブを痛めるおそれがあります**．

③エコーをあてる部分にキシロカインゼリーを塗る

採血や血管確保は清潔操作で行う必要があるため，**エコーゼリーではなく，キシロカインゼリーを使用します**．チューブから最初に出てくるゼリーは汚染されている可能性があるため少し捨ててから直接皮膚に塗ります．

④採血シリンジや留置針，プローブを持つ

利き手で採血シリンジや留置針を持ち，**利き手と反対側で消毒済みのプローブ**を持ちます（図5-1-1）．

⑤エコー像を確認し，プローブ位置を定める

プローブを強めに押しあてると皮静脈が潰れて見えなくなるため，**軽く乗せる程度**にします．適切な皮静脈の縦断像が見えたら，その位置でプローブを固定します．プローブを押しつけないように注意しながら，**前後左右にずれないようにしっかりと握ります**．

針を刺す前に，プローブと皮膚の接地面の刺入部位に近い側をプローブで軽く押し，その時に**エコー画面の右側が沈む**ことを必ず確認します．もし画面の左側が沈む場合は，プローブの向きを逆にして，もう一度皮膚を押して画面の右側が沈むことを確認してから刺入します．

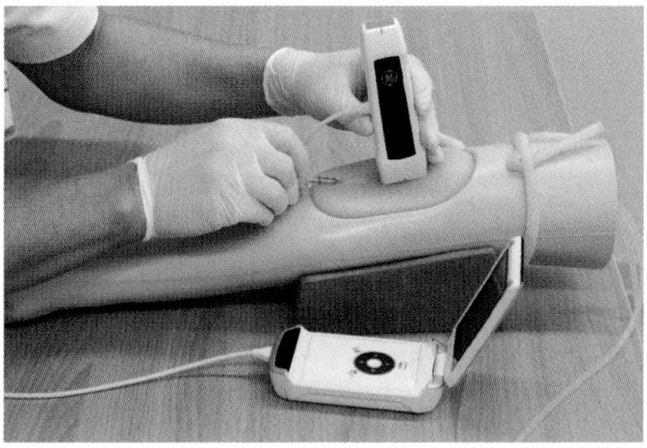

図5-1-1　**プローブのあて方**
本例ではVscan（旧型，GEヘルスケア・ジャパン）のリニア型プローブ側を皮膚にあてている．

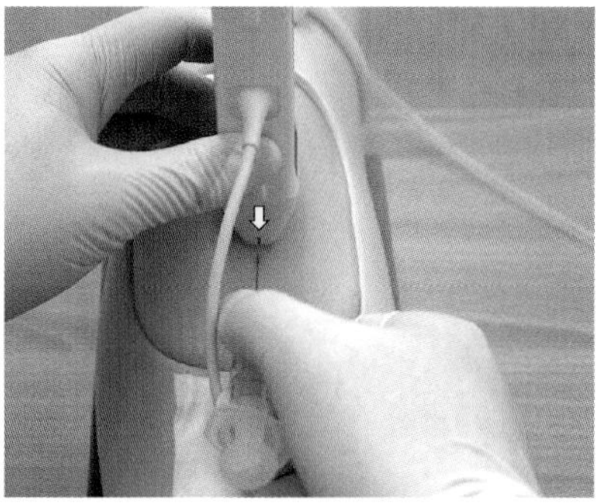

図5-1-2　**針の刺入位置**

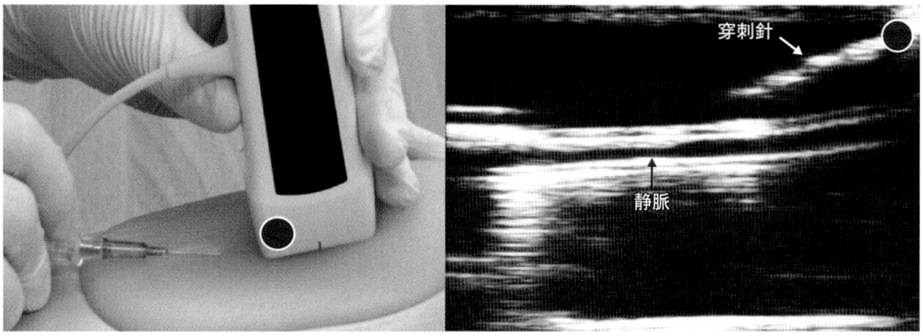

図5-1-3　**刺入時の針とプローブの位置関係および刺入時のエコー像**
プローブの赤丸部の直下が，エコー画面の赤丸部の位置と一致する．

⑥針を刺入する

プローブの中央部分（図5-1-2の矢印部）からゆっくりと針を刺入していきます．図5-1-2のようにプローブ幅の中央部にマークが刻まれている機種もありますが，マークがない機種でも目測でプローブの幅の中央部から刺入してください．

刺入時の針とプローブの位置関係とエコーの見え方を図5-1-3に示します．⑤で示した方向でプローブをあてれば，図5-1-3のプローブの赤丸部の直下は，エコー画面の赤丸部の位置と一致します．すなわち針の刺入時は，**必ずエコー画面の右側から穿刺針が入ってくるようにプローブをあてます**．エコー画面の左側から針が入ってくる位置でプローブをあてると，とても手技・操作がしづらくなります．

⑦血管内へ針を刺入しエコーで逆血を確認する

皮膚から皮下組織を経て，血管内へ針が刺入されるまでの模式図とエコー像を図5-1-4～6に示します．

Memo　種々のエコーガイド下穿刺においても，穿刺針がエコー画面の右側から入って目標に向かって進んでいくようにプローブをあてて刺入位置を設定するのが一般的です（一部例外もあります）．

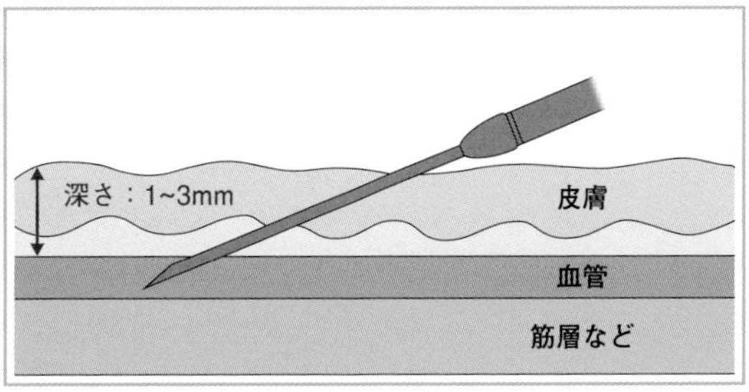

図5-1-4　**針刺入時の模式図**

エコー像でも上から皮膚，皮下組織，皮静脈，筋層等が模式図どおり描出される．著明に皮下脂肪の厚い例や四肢の浮腫がある例を除き，採血などでよく用いられる尺側正中皮静脈，橈側正中皮静脈，前腕（肘）正中皮静脈基部までの深さはせいぜい1～3mmと浅い．

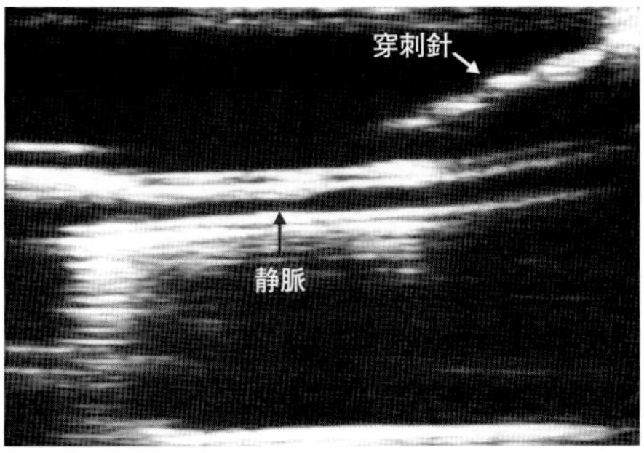

図5-1-5　**穿刺針を皮下組織に刺入した状態のエコー像（図5-1-3を再掲）**

針は硬いため，強い白色の線状のエコーとして描出される．目標の皮静脈は血液が流れているため，黒い管状エコーとして描出されている．

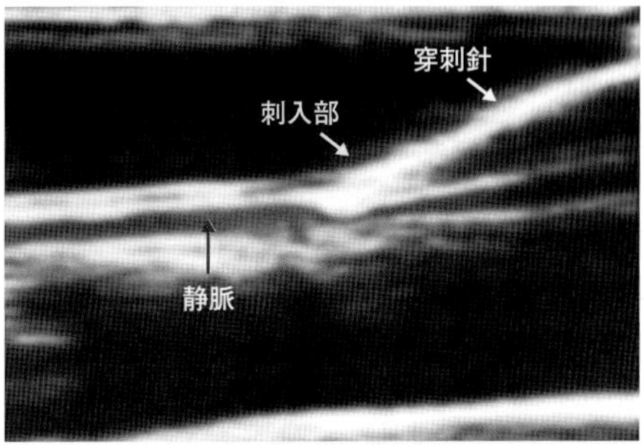

図5-1-6　**穿刺針を血管内に刺入した状態のエコー像**

穿刺針の強い白色の線状エコーが，黒い管状エコーの静脈壁を突き破って刺入している．エコー上でこのような刺入像がみられたら，採血用シリンジや留置針への逆血が確認できる．

⑧逆血を確認したらプローブを皮膚から離し，通常手技を行う

逆血を確認したらプローブを皮膚から離して適切な場所に置き，以降は採血，留置針による血管確保の通常手技を落ち着いて行います．

これらの手技やエコー像は，表在静脈を対象とした採血や血管確保であれば，刺入部位を問わず，**四肢のいずれの静脈でも応用できます**．採血や血管確保が困難であることが予測される患者さんでは，最初からエコーを活用し，安全に，かつ一度の穿刺で成功させてください．

なお，手技に慣れるまでは，刺入部分が**シリコン製の採血・血管確保用シミュレータ（模擬腕）**で練習するとよいでしょう．刺入部分がゴム製のシミュレータは，エコーが通過せず画像が描出されないため，エコーを利用した針刺入のトレーニングができないことに注意が必要です．

2 褥瘡の深部組織損傷やポケット範囲をエコーで確認しよう

これからますます広がる「エコーを活用した褥瘡アセスメント」

褥瘡とは，一定期間の寝たきり状態によって，仙骨部，大転子部，腸骨部などの局所に持続的な圧力やずれ応力（摩擦）がかかることで，血流の低下や途絶が起きて皮膚～皮下組織，そして筋層に至る部分に損傷を受けた状態を示します．

近年では，褥瘡予防・処置は慢性期医療（看護），在宅医療（看護）において患者さんのQOLを保つための重要な位置づけになっています．皮膚・排泄ケア認定看護師（WOC看護認定看護師）や看護師特定行為（壊死組織の除去，感染徴候に対する臨時薬剤投与）といった看護師の褥瘡治療への積極的参加がみられ，また，褥瘡対策チーム（Pressure Ulcer Care Team，PUT）や栄養サポートチーム（Nutrition Support Team，NST）などのチーム医療による取り組みも盛んになっています．

褥瘡の評価や治療は時代によって変化してきましたが，エコーを用いた評価は皮膚科医師や臨床検査技師の間では，すでに2000年代初頭から多くの研究や実践が行われてきました．そして最近ではポケットエコーの登場で，日常的な看護の臨床現場でもエコーを用いた褥瘡アセスメントが一般化しつつあります．

本項では，特に**褥瘡の深部組織損傷**（deep tissue injury，DTI）・**ポケット範囲**のエコーによる確認方法を紹介します．

褥瘡の重症度・深達度の分類

褥瘡[2]の重症度や深達度（ステージ）の分類評価には，Shea，Daniel，Capmbell，IAET，NPUAP/EPUAP，DESIGN-R®などがあります．日本褥瘡学会の提唱するDESIGN-R®は，深度，浸出液の有無，大きさ（範囲），炎症や感染の有無，肉芽形成の有無，壊死組織の有無，ポケットの範囲を評価します．より詳細に治療と連動した指標になっており，医療介護連携（介護士・看護師・医師の多職種間連携）の際に，褥瘡の状態を共有する共通言語として重要視されています．ただし，エコーで評価する部分は**DTIとポケットの範囲**になりますので，本書では**深達度を中心とした国際的分類であるNPUAP/EPUAP**を用いて解説します．

エコーによる褥瘡アセスメントに有用な分類「NPUAP/EPUAP」

NPUAP/EPUAPは褥瘡の深達度を中心としたステージ（EPUAではグレード）分類です（**図5-2-1**）．

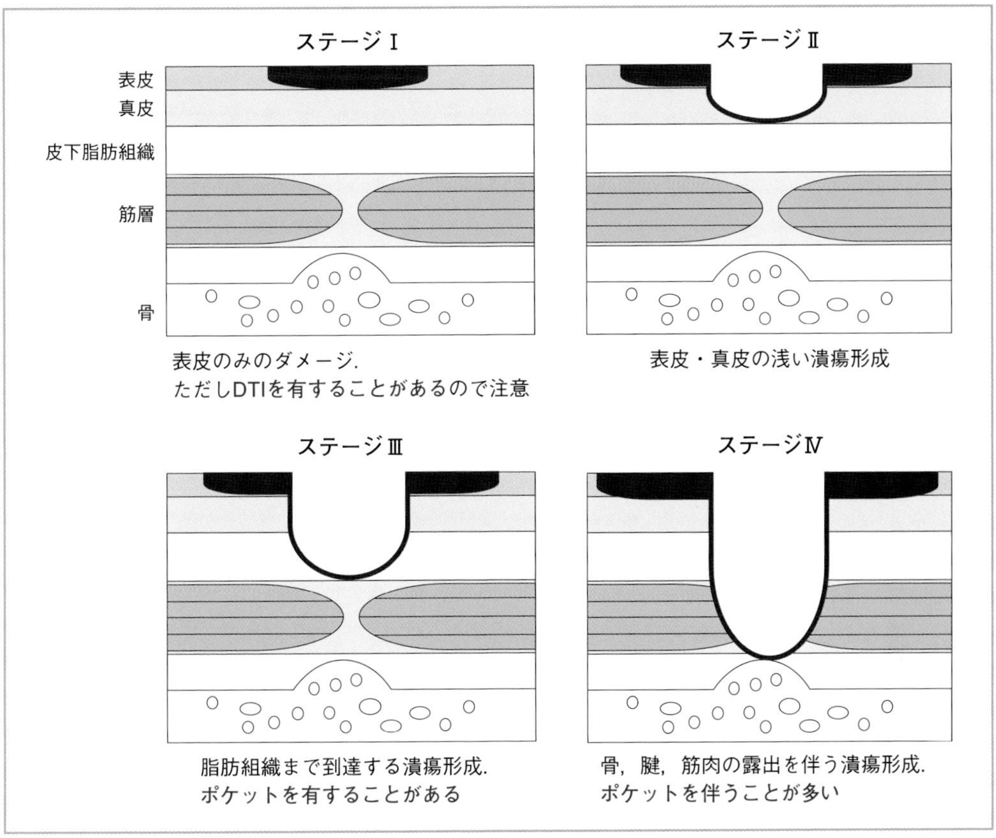

図5-2-1　**褥瘡の深達度（NPUAP/EPUAPによる褥瘡の国際的定義をもとに筆者作図）**

ステージⅠ

表皮に限局する発赤を伴う，開放性損傷（潰瘍）のない状態です．ただし，潰瘍形成がなくとも，**真皮下より下層にDTIを有することがある**ので注意が必要です．

ステージⅡ

赤色または薄赤色の創底をもつ，浅い開放性潰瘍であり，皮膚の損傷が真皮にまで至っているケースです．破れていない水疱，あるいは破裂した血清性浸出液を伴うこともあります．

ステージⅢ

全層組織（表皮・真皮）が欠損して皮下脂肪組織に潰瘍が到達していますが，腱や筋肉，骨の露出は認めません．**ポケットや瘻孔が存在する場合がある**ことを念頭におきましょう．

ステージⅣ

骨，腱，筋肉の露出を伴う全層組織欠損です．黄色または黒色壊死が創底に存在することがあり，**ポケットや瘻孔を伴うケースが多くなります**．

エコーを活用した褥瘡の深部組織損傷（DTI）とポケットの評価

どのような状態？

深部組織損傷（DTI）

図5-2-2をみてください．表皮に発赤があるだけで潰瘍形成を認めないため，NPUAP/EPUAPの分類ではステージⅠに該当しますが，実際には深部にDTIが存在しています．特に皮下脂肪が厚い患者さんの場合，**表層よりも深部に組織の損傷があり，浸出液や膿などが溜まっているケース**があります．こうしたケースでは目視や触診だけではDTIの存在がわからず，潰瘍形成と同時に一気にステージⅢ以降へ進展するおそれがあります．したがって，**ステージⅠの褥瘡であってもエコーでDTIの有無を確認しておくことが**とても重要です．

褥瘡のポケット形成

図5-2-3をみてください．潰瘍が筋層に至り，骨縁に迫っているステージⅣの褥瘡です．潰瘍周囲にはポケットが広がっています．ステージⅢ～Ⅳになると，このように**ポケットを伴う頻度が高くなります**（ただし，壊死組織融解性ポケットは早期の褥瘡にもできます）．

そもそも褥瘡におけるポケットとは，**創周囲の皮膚の下に広がる組織の破壊によって生じた腔**のことを指し，ポケットを形成した褥瘡は難治化することが多いといわれています．従来，褥瘡ポケットの有無は，患者さんを体位変換させて潰瘍周辺の「皮膚の弛み」や「皮膚の浮き」でその存在を確認したり，潰瘍部から攝子（ピンセット）を挿入して探ったり，褥瘡ポケット計測器（Pライト）を使用して判断します．攝子やPライトは潰瘍部にじかに挿入するため，多少なりとも痛みを伴いますし，攝子の場合は肉芽組織に傷をつけてしまうこともあります．その点，エコーによる褥瘡のポケット検索は，**皮膚の上からの走査になりますので，患者さんの苦痛はありません**.

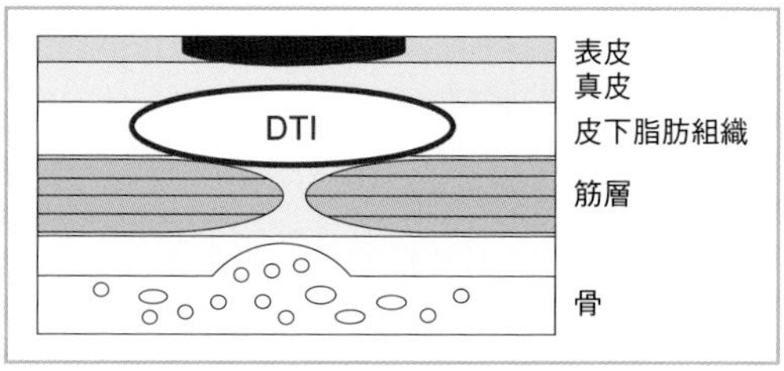

図5-2-2　**深部組織損傷（DTI）の模式図**

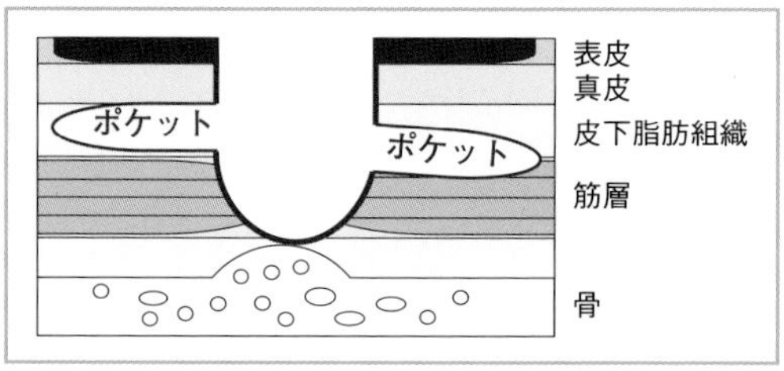

図5-2-3　**褥瘡のポケット形成の模式図**

褥瘡(DTIやポケット)を観察する時のプローブの位置はここ！

- **位置・方向**：特定の位置や方向はなし
- **使用プローブ**：表在用のリニア型プローブ(p.8の図1-3-2参照)．デュアルプローブ搭載のVscan (p.8の図1-3-3参照)では幅が広いほうのプローブを使用

DTIやポケットの有無・存在部位の確認を目的としているため，**褥瘡の潰瘍部に直接プローブをあてることはなく**，プローブの位置や方向も決まっていません．
コンベックス型，セクタ型プローブは周波数の関係上，褥瘡のような**表在の観察には適していません**．ポケットエコーの機種によってはコンベックス型プローブしか搭載されていないものもあるため，褥瘡アセスメントを行う際にはリニア型プローブを追加購入する必要があります．
観察時は，表在血管や甲状腺を観察する場合と同様，**皮膚に通常のエコーゼリーを塗ってください**．採血や血管確保の場合のような**無菌操作は不要**ですが，褥瘡の潰瘍部にエコーゼリーが入らないように注意しましょう．

実際のエコー像をみてみよう

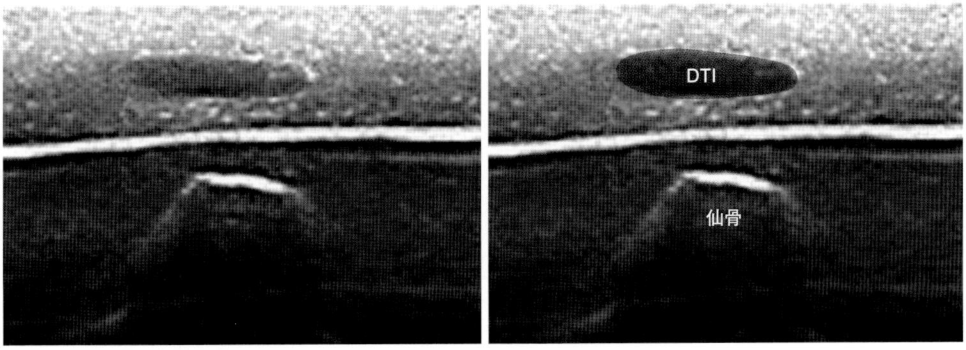

図5-2-4　**深部組織損傷(DTI)のエコー像**

表面には潰瘍形成が認められなかったが，真皮から脂肪組織内に楕円形をした「黒いエコー」の領域が確認された．これがいわゆるDTIである．この部分は表層よりも深部組織での損傷があり，浸出液や膿など(いずれも液体成分)の貯留があると考えられる．
特に皮下脂肪が厚く，ステージⅠの褥瘡(潰瘍形成がない褥瘡)の患者さんの場合は，DTIのチェックは必須であるため，DTIのエコー像の特徴をしっかりと覚えておいてほしい．

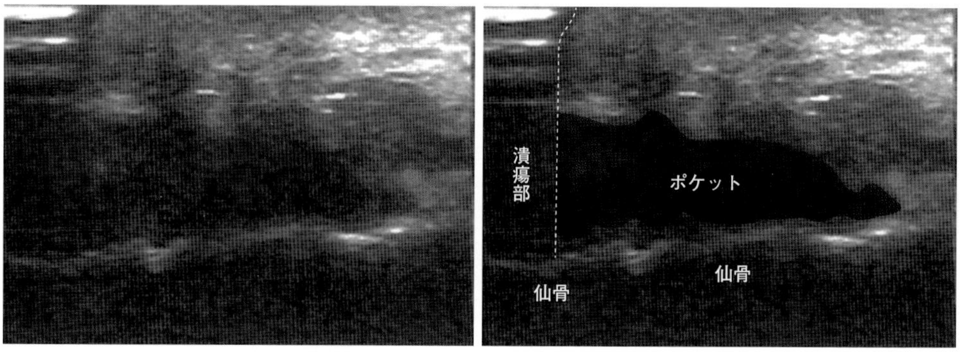

図5-2-5　ポケットが存在する褥瘡のエコー像

画面左の潰瘍部は空間(腔)になっており，エコー像では反射物が存在しないために多重反射(白い横線が数本並ぶ)となり，後方は無エコーとなる．仙骨の前方に認められる不規則な黒いエコーの領域がポケットである．本例では索状にポケットが広がっているが，図5-2-3のように管状構造を呈するケースもある．いずれの場合も，ポケットのエコー像は低～無エコー領域がみられ，不整な境界面をもった管状～索状構造を示す．

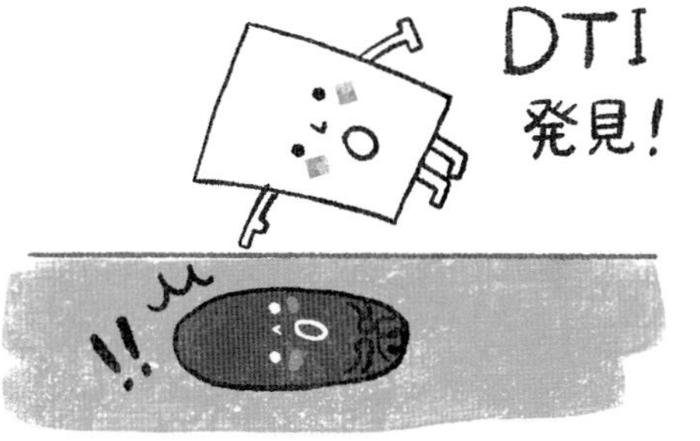

PART 5　文献一覧

1）日本臨床検査標準協議会：標準採血法ガイドライン(GP4-A3)．日本臨床検査標準協議会，2019．
2）日本褥瘡学会：褥瘡予防・管理ガイドライン(第4版)．日本褥瘡学会誌，17 (4)：487-557，2015．

観察対象別 プローブ位置 早見表

観察対象	プローブのあて方	使用プローブ・位置・方向	解説頁
胆嚢	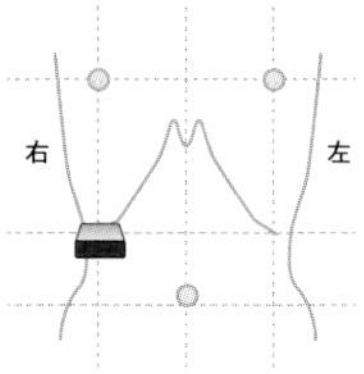	● **プローブ**：コンベックス型など腹部用 ● **位置**：「右の乳頭線」と「肋骨弓下線」の交点付近 ● **方向**：プローブをやや患者さんの足側に傾ける	p.31
膵臓(急性膵炎)	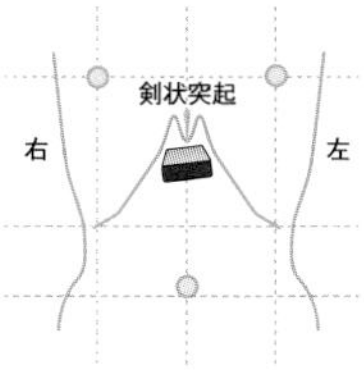	● **プローブ**：コンベックス型など腹部用 ● **位置**：正中線上にある剣状突起から1～2cm下方 ● **方向**：プローブの左側(患者さんの左側)がわずかに上がるよう斜めにあて，プローブをやや患者さんの足側に傾ける	p.34
腹部大動脈	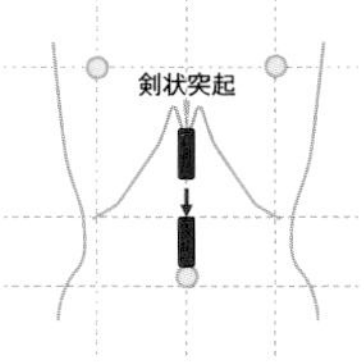	● **プローブ**：コンベックス型など腹部用 ● **位置**：正中線に沿って心窩部に縦方向であてる．剣状突起の真下から，臍部(へそ)までを縦にスキャンする ● **方向**：プローブは倒さず，垂直を保つ	p.36
総胆管	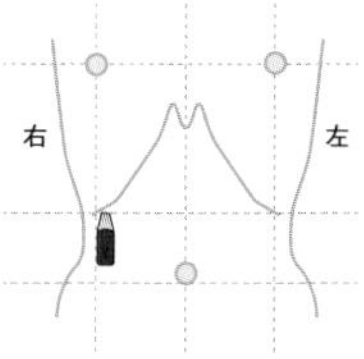	● **プローブ**：コンベックス型など腹部用 ● **位置**：プローブの頭側の端が「右の乳頭線」と「肋骨弓下線」の交点にくるように縦にあて，そこから指1本分正中寄りにずらす ● **方向**：プローブをやや患者さんの足側に傾ける	p.40
肝右葉(肝腫瘍・肝膿瘍)	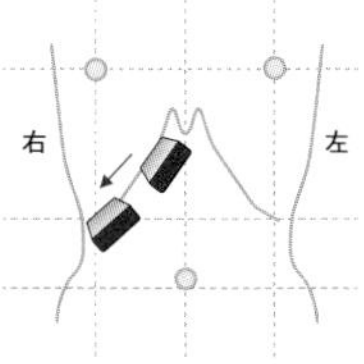	● **プローブ**：コンベックス型など腹部用 ● **位置**：右の肋骨弓下縁に沿って，心窩部から右側腹部へとプローブを移動させながら観察する ● **方向**：プローブを患者さんの足側に傾ける	p.41
モリソン窩	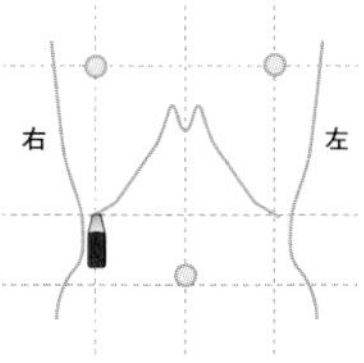	● **プローブ**：コンベックス型など腹部用 ● **位置**：「右の乳頭線」と「肋骨弓下線」の交点にプローブの頭側の端がくるよう縦にあてる ● **方向**：プローブをやや患者さんの足側に傾ける	p.45
膵臓(膵腫瘍)	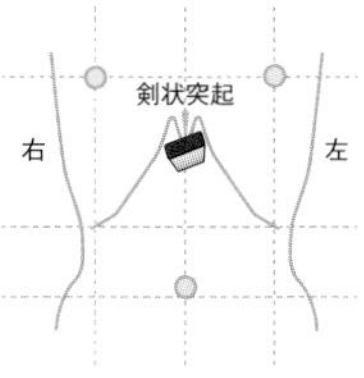	● **プローブ**：コンベックス型など腹部用 ● **位置**：正中線の心窩部の剣状突起より1～2cm下にあてる．プローブは真横ではなく，プローブの左側(患者さんの左側)をやや斜めに上げる ● **方向**：プローブをやや患者さんの頭側に傾ける	p.49

<table>
<tr>
<td>脾臓</td>
<td>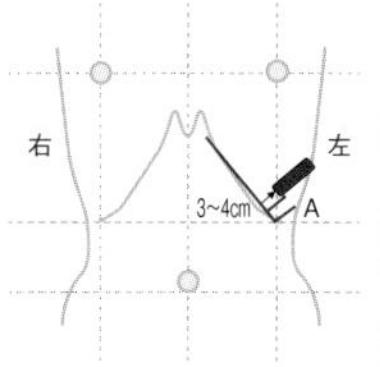
</td>
<td>● プローブ：コンベックス型など腹部用
● 位置：左肋骨弓の最下縁（Aの部分）から，肋間を2つ上に数えて，2つめの肋間にプローブをあて，さらに肋骨弓から約3～4cm斜め上へずらした部位にあてる
● 方向：プローブは傾けず垂直にあてる</td>
<td>p.51</td>
</tr>
<tr>
<td>腎臓（腹側からみる）</td>
<td>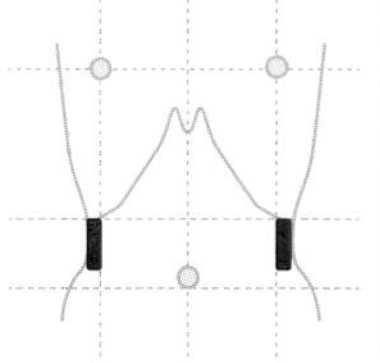</td>
<td>● プローブ：コンベックス型など腹部用
● 位置：左右どちらをみる場合も，肋骨弓の最下縁に縦にプローブをあてる
● 方向：プローブは傾けない</td>
<td>p.54</td>
</tr>
<tr>
<td>腎臓（背側からみる）</td>
<td>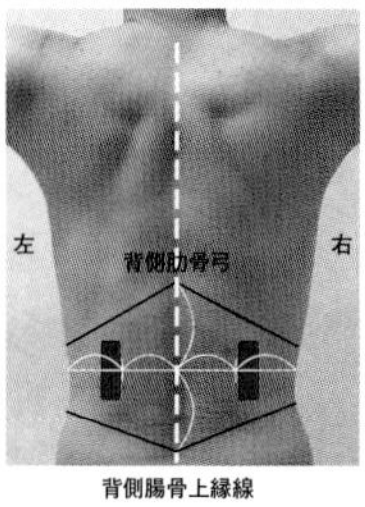
</td>
<td>● プローブ：コンベックス型など腹部用
● 位置：左右どちらをみる場合も，患者さんにうつ伏せになってもらい，助骨弓と腸骨上縁線の上下中間に架空の線を引き，「脊髄の凹み」と「体の左右の端」の中間から2～3cm外側にずらしたところに縦にプローブをあてる
● 方向：プローブは傾けない</td>
<td>p.54</td>
</tr>
<tr>
<td>急性虫垂炎</td>
<td>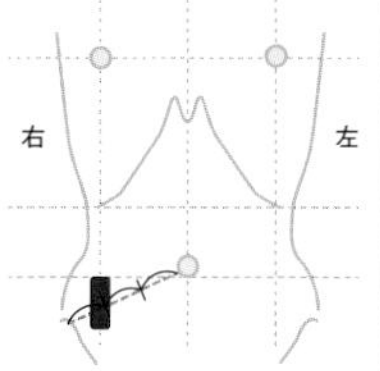
</td>
<td>● プローブ：コンベックス型など腹部用
● 位置：右上前腸骨棘と臍を結ぶ線の右から1/3くらいの位置．マックバーニー（McBurney）圧痛点に等しい
● 方向：プローブは縦にして，傾けず垂直にあてる</td>
<td>p.60</td>
</tr>
<tr>
<td>卵巣</td>
<td>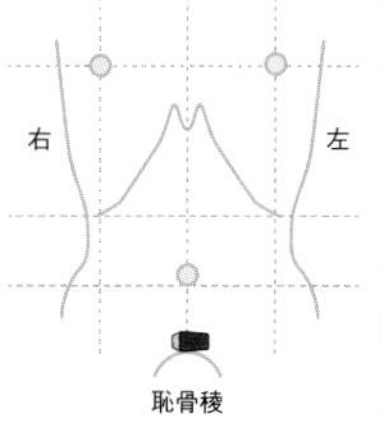
</td>
<td>● プローブ：コンベックス型など腹部用
● 位置：正中線の恥骨稜（腹壁から触れる恥骨の上縁部）の直上にプローブを横にあてる
● 方向：右卵巣の観察ではプローブを患者さんの左側に傾け，左卵巣の観察ではプローブを患者さんの右側に傾ける
＊図は右卵巣を観察する場合のプローブ位置</td>
<td>p.61</td>
</tr>
<tr>
<td>ダグラス窩</td>
<td>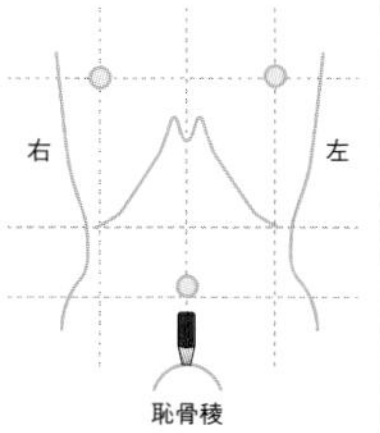
</td>
<td>● プローブ：コンベックス型など腹部用
● 位置：正中線の恥骨稜（腹壁から触れる恥骨の上縁部）の直上にプローブを縦にあてる
● 方向：プローブはやや患者さんの頭側に傾ける</td>
<td>p.62</td>
</tr>
<tr>
<td>膀胱容積・前立腺容積</td>
<td>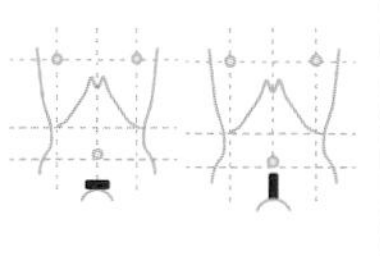</td>
<td>● プローブ：コンベックス型など腹部用
● 位置：正中線の恥骨稜直上にプローブを横と縦にあてる
● 方向：角度はつけず垂直にあてる</td>
<td>p.68
p.70</td>
</tr>
</table>

イレウス	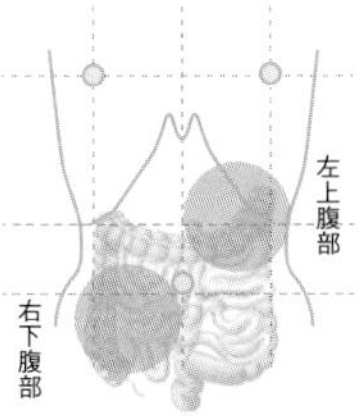	● **プローブ**：コンベックス型など腹部用 ● **位置**：左上腹部と右下腹部 ● **方向**：特定の方向はなし	p.78
心臓の動き	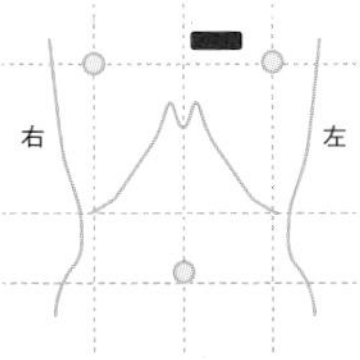	● **プローブ**：セクタ型など心臓観察用 ● **位置**：横の乳頭線よりも1～2肋間上の胸骨の左縁 ● **方向**：決まった方向はないため，左室長軸断層像が得られる方向を探す	p.84
甲状腺	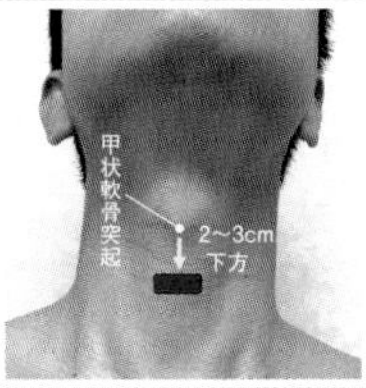	● **プローブ**：リニア型など表在領域用 ● **位置**：甲状軟骨突起（いわゆる喉ぼとけ）の下端から2～3cmほど下に横向きであてる ● **方向**：角度はつけず垂直にあてる	p.86
胸水と心嚢水	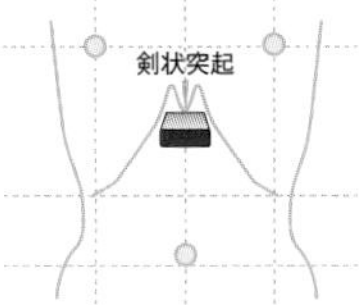	● **プローブ**：セクタ型など心臓観察用 ● **位置**：剣状突起直下の心窩部に横向きにあてる ● **方向**：プローブを患者さんの足側に傾け，胸腔内を見上げるような方向にする	p.89
頸動脈	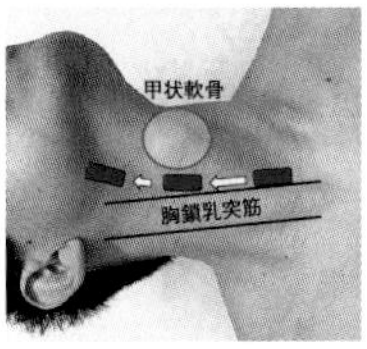	● **プローブ**：リニア型など表在領域用 ● **位置**：左右ともにプローブを体幹に対し縦にし，甲状軟骨のすぐ横を通るように，胸鎖乳突筋に沿って鎖骨直上～下顎直下まであてる ● **方向**：プローブは傾けず，垂直にあてる ＊図は右頸動脈を観察する場合のプローブ位置	p.92
深部静脈血栓症	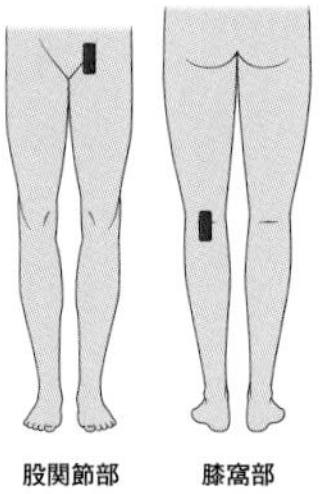	● **プローブ**：リニア型など表在領域用 ● **位置**：股関節部（深大腿静脈と大伏在静脈の分岐部分）と膝窩部（膝窩静脈と小伏在静脈の分岐部分）に縦にあてる ● **方向**：プローブは傾けない	p.96
閉塞性動脈硬化症	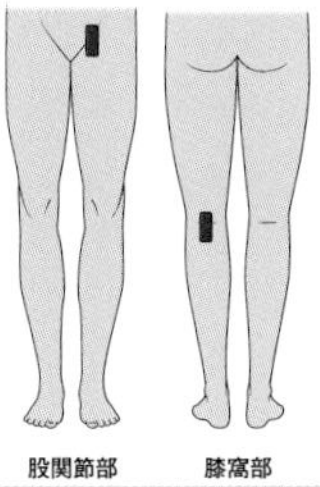	● **プローブ**：リニア型など表在領域用 ● **位置**：股関節部（総大腿動脈から浅大腿動脈と深大腿動脈に分岐する部分）と膝窩部（膝窩動脈から前脛骨動脈と後脛骨動脈に分岐する部分）に縦にあてる ● **方向**：プローブは傾けない	p.100
褥瘡		● **プローブ**：リニア型など表在領域用 ● **位置・方向**：特定の位置や方向はなし	p.111

【著者略歴】

田《た》中《なか》宏《こう》治《じ》

東邦大学理学部卒業
Mayo Clinic College of Medicine & Science, Sonography Program 修了
University of Hawaii. John A. Burns School of Medicine（JABSOM）,
Advanced Simulation Management Course 修了
国際医療福祉大学大学院医療福祉学博士課程修了

＜現職＞

社会医療法人財団聖フランシスコ会 姫路メディカルシミュレーションセンター
ひめマリア® エグゼクティブマネージャー
NPO 法人 医療人連携会議 理事長

博士（医療福祉学）
臨床検査技師，日本超音波医学会認定超音波検査士
日本臨床検査医学会編集『臨床検査のガイドライン』（JSLM2015，JSLM2018）執筆
（超音波検査全領域担当）

当センターの講義やエコーシミュレーションコンテンツの受講を希望される方は
下記 URL よりお申し込み可能です．
姫路メディカルシミュレーションセンターひめマリア®
http://himemaria-sim.jp

すぐに使える！ アセスメントが変わる！
ナースのための
ポケットエコー実践ガイド ISBN978-4-263-23742-7

2020 年 8 月 10 日 第 1 版第 1 刷発行

著 者 田 中 宏 治
発行者 白 石 泰 夫
発行所 医歯薬出版株式会社

〒113-8612 東京都文京区本駒込 1-7-10
TEL．（03）5395-7618（編集）・7616（販売）
FAX．（03）5395-7609（編集）・8563（販売）
https://www.ishiyaku.co.jp/
郵便振替番号 00190-5-13816

乱丁，落丁の際はお取り替えいたします． 印刷・壮光舎印刷／製本・明光社